認知症専門鍼灸師が教える

脳を整える
10分ケア

著●佐川聖子 認知症専門鍼灸師　監修●兵頭 明

徳間書店

はじめに

「東洋医学の1つ、鍼灸の力で認知症の症状が改善する」

と言われたら、あなたはどんなふうに思いますか?

いま認知症患者が近くにいない方は「へえ〜、そういうこともあるんだ」と思うかもしれません。「認知症かも?」と心配する家族がいる方でも、同じような反応かもしれませんね。

でも、認知症患者の介護を経験したり、その様子を近くで見たことがある方は、

「え! 本当!? もう少し詳しく話を聞かせて」

と少し前のめりの反応をしてくれます。

認知症は、患者本人はもちろん、介護する家族も、症状が進行するほどにとても苦しむ病《やまい》だからです。そのうえ、**現在の医学では完全に治すことができない病**でもあります。

だから、認知症を身近に経験した人ならば、どんな治療法でも試してみたいと心の底から思うのです。

まさか!? 母が認知症を発症

私の経験談をお伝えさせてください。

私の母は、料理が大好きな管理栄養士でした。外国からのホームステイを受け入れるなど社交的な人で、優しく笑顔が素敵な人です。

いまから14年前、東日本大震災のあった2011年のことでした。

当時68歳の母は、つい先ほど行った場所の地名を間違えたり、友人との待ち合わせのミスが出るようになりました。

そのたびに母は言葉をうまく使いながら言い訳をしていたのですが、合点がいかないこともしばしばありました。

「まさか!?」と思いながら、念のため糖尿病治療で通っていた病院の内科の医師に相談し、神経内科を紹介してもらいました。

そこで処方された薬が**アリセプト**という薬。**認知症の進行を遅らせる薬**です。

日を追うごとに悪化する症状

一気に**うつ症状**が出始めました。家で1人にしておくのは不安なので仕事をしている父に代わり、私が夜まで実家で付き添う日が増えました。

私には息子が2人いて、当時は小学6年生と新1年生。自分の家庭と母の介護の両立は日を追うごとに大変になります。

1日に何度も実家に行って母の食事の世話をし、そのうえ子供たちの習い事の送迎をして自分たちの食事を用意していました。

2012年の後半になると、母にはうつ症状だけでなく、**興奮状態**や**暴力行為**などが出るようになり、それが次第にひどくなってきました。

セカンドオピニオンとして国立精神・神経医療研究センターでしっかり検査を受けることになりました。

そこではじめて**レビー小体型認知症**の可能性を示す診断がくだされたのです。

認知症にはいくつか種類があり、レビー小体型認知症は**アルツハイマー型に次いで多い認知症**で、より**進行が早い**とされています。

何件も病院をまわり、薬漬けになる認知症の母

2013年は何件病院をまわったのか、もうわかりません。とにかく家族としては少しでも穏やかに、かつての優しい笑顔の母が見たいという思いで必死でした。ある病院では**「最初にアリセプトを飲んだのはよくなかった」**と言われましたが、後の祭りです。

それどころか症状を抑える薬がどんどん上乗せされていくばかり。レビー小体型に対応する薬は副作用が出やすいようで、母は少量でも飲むと倒れるように眠ってしまうことが多かったです。

薬漬けになる一方で、母の症状は悪化していく。そんな毎日から藁《わら》にもすがる思いで、認知症に効くというサプリメントやオルゴール治療などを試しましたが、母には効果が出ませんでした。

父から「助けてくれ」とSOSの電話

2014年は地獄のような日々でした。

父から「助けてくれ、暴れている」とSOSの電話が鳴るたびに、子供を置いて夜中でも実家に駆けつけていました。

その暴力の様子はひどいもので、家中の家具がひっくり返されていました。そこに優しかった母の姿はどこにもありません。

この状態がいつまで続くのか。

自宅マンションのベランダから下を覗いては、「早く楽になりたいな」と危険なことを考えたりすることも増えました。

鍼治療との出合い

父も私も限界になったその時、たまたま図書館で東洋医学に関する本を手にしました。

もしかしたら、鍼治療をやってみる価値があるのかもしれないと思って、本に載っていた東京の千代田区にある浅川要先生のところに伺いました。鍼治療を受ける母はとてもリラックス。何回か治療を受けると、家に帰っても穏やかな状態でいることが増えてきました。

そのうちに**「認知症の研究に特化されている日本一の先生のところに行ってみてはどうですか」**と、新しく先生をご紹介していただきました。それが本書の監修をする兵頭明先生でした。

兵頭先生のもとに3カ月ほど通いました。

そこで**「三焦鍼法《さんしょうしんぽう》」**という治療法を施してもらうと、あんなに不機嫌だった母が、リラックスして兵頭先生と笑顔で会話したり、帰りは足取りも軽やかになりました。もしかして奇跡が起こるのでは、と思うほどの変化が出たのです。

でも、年末の長期休暇の際に、とうとう母は壊れてしまいました。

薬ではもう回復が見込めない

父が母に近づこうとすると「助けて〜、殺されるー」と人目を気にせず叫んだりするようになったのです。

一緒に過ごすにはもう限界でした。

子供たちからは私が留守がちなため、「僕たちを見て！」と目に涙を浮かべて大きな声で訴えられました。

その時、私は初めて「もう自分たちではどうにもならないんだ」と思いました。いつも相談に乗ってくれていた臨床心理士の友人は「聖子さん、何かに取りつかれたようだった。必死だったね」と言われました。それを解いたのは子供たちの叫び声でした。

2015年に入院した母に合う薬は見つかりませんでした。

パーキンソン病も発症し、おむつ姿になり、やせて、自分の手で箸も持てない。そして**「私はこのままここで死んでいくのよ」**と吐露していました。

娘として力になりきれず、助けてあげることができない。絶望を感じるひと言でした。

それでも私は毎日病院に行き、母の観察日記をつけました。何度も観察してわかった母の変化を医師に訴えました。

担当の医師は時に聞き入れてくれて、「もっと早く向精神薬をやめるべきでした。申し訳ありません」とおっしゃってくれたこともありました。

それでもやはり薬中心の治療では回復が見込めないと思い、病院から1週間に1度外出の許可を得て、兵頭先生のところに通いました。

兵頭先生の鍼治療後の母は往復のタクシーの運転手さんが「さっき乗っていた方と同じ方？」と驚くほど。母には鍼治療が合っていました。

認知症専門鍼灸師をめざしながら母の認知症と向き合う

この時期、私は鍼灸の専門学校に通い始めました。

鍼灸で表情が豊かになる母を間近で見て、私も母にやってあげたいと思ったからです。学校と病院、自宅を行き来しながら、母の変化に一喜一憂し、鍼灸の効果に驚く毎日を過ごしました。

そして鍼灸と母の相性を思って、入院している病院で鍼治療を受けられるようにしてほしいとお願いしました。でも**「東洋医学はデータがないから病院では採り入れられない」**とあっさりと断わられました。

私は母を、鍼灸の先生が来てくれて認知症の緩和ケアに優《すぐ》れた老人ホームに入れることにしました。

退院する時に看護師さんたちが**ひそひそと「あ～やっと終わった」と話す声**が聞こえ、悲しい気持ちになったのを覚えています。

その後の母は症状が落ち着いている時期には家に戻り、また介護が難しい時期には再び施設に入ったりしながら、２０２１年の11月に息を引きとりました。

私が鍼灸学校を卒業し、認知症専門鍼灸師の資格を得て、その活動を始めようかという時でした。

死因は誤嚥性肺炎。最期の2カ月を家で過ごせたのが、家族として、きっと母としても救いだったと思います。

三焦鍼法という認知症治療法を知ってほしい

本の冒頭から私の体験談はとても重い内容だったかもしれません。

でも、私の志のもととなる体験を知ってもらったうえで本書を読み進めてほしかったのです。

「認知症の患者、苦しむ家族を1人でも多く救いたい」

純粋にそう思っています。そのために母に笑顔を取り戻した鍼灸である三焦鍼法を広く伝えるための本を記しました。

三焦鍼法は、私の母のように**認知症を改善し、進行を遅らせる効果がある治療法**です。もちろん予防にも役立ちます。

本書では認知症、三焦鍼法の解説をしながら、ご自宅でもできる10分ケアとしてツボ押しの方法を紹介していきます。

かつて医師に「東洋医学はデータがない」と言われましたが、三焦鍼法での改善例もお伝えしていきます。

患者、そしてその家族には、**西洋も東洋も関係なく、ただ認知症が改善することだけが望み**です。私の母が西洋の薬に合わなかったように、一人ひとりに合う合わないもあります。

認知症で困っている方、「認知症かも?」と不安に思っている方、その家族の方にとって、この一冊が役立つことを心から願っています。

２０２５年3月　佐川聖子

認知症専門鍼灸師が教える
脳を整える10分ケア

もくじ

はじめに …… 2

第1章 「認知症」の世界を知る

加齢によるもの忘れとは違う!? 認知症のおもな症状と4つの種類 …… 18
認知症は不治の病!? 治療法が確立していない現在 …… 20
2040年には65歳以上の 3人に1人が認知症に!? …… 22
認知症患者のケアは大変!? 苦悩が続く毎日 …… 24
認知症患者は 見えている世界が違う …… 26
認知症の医療、介護、行政サービスは不十分!? …… 28

第2章 認知症に効果！「三焦鍼法」とは？

認知症治療に役立つ 鍼灸「三焦鍼法」とは？ …… 32
認知症専門鍼灸師による 三焦鍼法の効果 …… 34

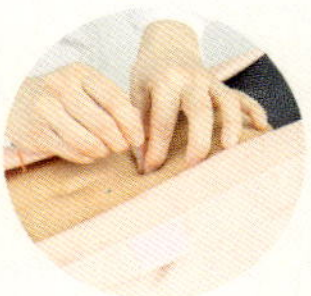

知っていそうで知らない!? 東洋医学の基礎知識を学ぼう …… 44
三焦鍼法という治療法が 効果を発揮する仕組み …… 46
三焦鍼法はなぜ 認知症の改善と予防に役立つのか? …… 48
鍼灸・三焦鍼法を体験した方たちの声 …… 50
世界に広まる鍼灸 ～海外の鍼治療の現在地～ …… 53

第3章 実践! 10分ケアで認知症の予防&改善

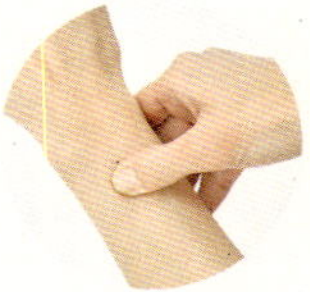

三焦鍼法をもとにした 10分ケアで認知症の予防&改善 …… 56
10分ケア「ツボ押し」のポイントと注意点 …… 58

認知症10分ケア❶ 足三里 …… 60
認知症10分ケア❷ 三陰交 …… 62
認知症10分ケア❸ 太渓 …… 64
認知症10分ケア❹ 血海 …… 66
認知症10分ケア❺ 外関 …… 68
認知症10分ケア❻ 中脘 …… 70
認知症10分ケア❼ 膻中 …… 72
認知症10分ケア❽ 気海 …… 74

10分ケアの効果アップ！
ツボ押しコミュニケーションのコツ 76
・相手の目を見て「向き合っている」ことを伝えよう
・ツボ押ししながら思い出話に花を咲かそう
・相手の言葉の変化に敏感になろう
・「定期的」なツボ押しで気づくきっかけを
・最初から完璧を目指さず、丁寧に説明しながら
・会話は明るくなる話題を。元気な声、笑顔で！
・自分ではなく相手の気持ちに寄り添おう

第4章 身体の本来の力を取り戻す10分ケア

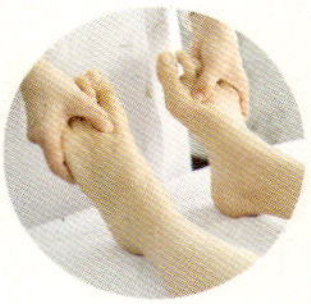

10分ケアで不調を改善＆認知症の予防にも役立てよう 86

脳が活性化！ 認知症にも使えるヘッドマッサージ
頭頂部の血行改善 四神聡 88
前頭部の血行改善 神庭／印堂 90
前頭部の血行改善 攅竹／太陽 91
側頭部の血行改善 率谷 92
後頭部の血行改善 天柱 93
後頭部の血行改善 風池 94
嚥下障害の改善 足三里／太渓／廉泉 95
血圧を下げる 太衝 96

腰痛改善
腰痛点……97
ツボ押ししながら
腰痛改善エクササイズ❶、❷……98
肩こり改善
後渓……100
ツボ押ししながら
肩こり改善エクササイズ❶、❷……101
冷え性・生理痛の改善
三陰交……103
更年期障害の改善
足三里……104
自律神経を整える
神門／百会……104

おわりに……105
認知症　困りごとの問い合わせ先……111
三焦鍼法を行う認知症専門鍼灸師リスト……115

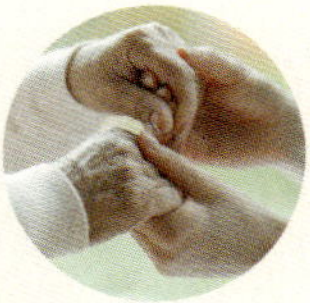

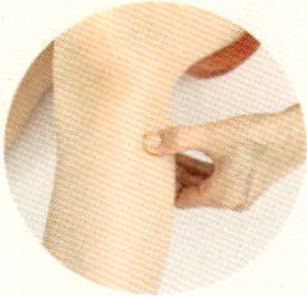

第1章

「認知症」の世界を知る

ひと言で認知症と言っても、
その種類はいくつかあり、
進行具合によって出てくる症状もさまざま。
まずは認知症という病気を知りましょう。

加齢によるもの忘れとは違う!? 認知症のおもな症状と4つの種類

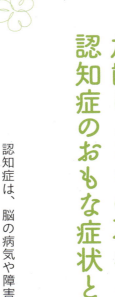

認知症は、脳の病気や障害などで脳の認知機能が低下し、生活に支障をきたす病気です。脳の神経細胞が死んだり働きが悪くなったため、いま見えている世界の出来事が正しく理解できなくなります。新しいことが記憶できなくなったり、道に迷ったり、時間の把握ができなくなったり、理解力や判断力が低下します。そして、もともとの性格や環境によって、うつ状態になったり、幻覚、徘徊などの行動・心理症状が出ます。

加齢によるもの忘れでは、忘れている自覚がありますが、**認知症患者には忘れているという自覚がありません**。そのため、財布をどこかに置き忘れた時に認知症患者は誰かに盗まれたのではと疑ってしまうのです。

認知症は発症した原因によっておもに**「アルツハイマー型認知症」「血管性認知症」「レビー小体型認知症」「前頭側頭型認知症」**の4つに分類されます（詳しくは次ページを参照）。血管性認知症以外は、根本治療が困難な認知症とされています。

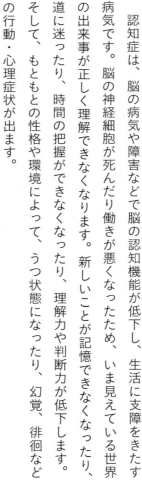

認知症のおもな種類

血管性型認知症

認知症患者の 19.5%
比較的男性に多く見られる

原因

脳梗塞や脳出血など脳血管障害が原因となり発症する。いわゆる生活習慣病がおもな危険因子。脳血管障害が起こるたびに進行し、障害を受けた部位で症状が異なる。

症状

初期は歩行障害（歩く速度の低下や歩幅が狭くなる）、意欲の低下（無気力、自発性がなくなる）など。中期には構音障害（ろれつが回らない）、記憶障害、手足のしびれ、麻痺など。

アルツハイマー型認知症

認知症患者の 67.6%
女性の比率が高いとされる

原因

脳内に「アミロイドβ」などのタンパク質が蓄積し、健康な神経細胞が破壊され、脳に委縮が起こる。加齢や遺伝に起因するとされるが、根本原因は不明。

症状

初期はもの忘れ、最近の出来事を覚えられなくなる、道具の使い方がわからなくなるなど。中期には着替えなどが困難になる、性格が変わる（怒りっぽくなるなど）、徘徊、幻覚、失禁など。

前頭側頭型認知症

認知症患者の 1.0%
65歳未満で発症しやすい

原因

脳の前頭葉や側頭葉で、神経細胞が減少して脳が萎縮する前頭側頭葉変性症が原因で発症する。65歳未満で起こる若年性認知症のおもな原因の1つ。根本原因は不明。

症状

初期は万引きなどの反社会的な行動、常同行動（決まった時間に同じ行動をとるなど）。中期は言語障害（ボキャブラリーが乏しくなるなど）、自発性の低下（抑うつ状態）など。

レビー小体型認知症

認知症患者の 4.3%
男性の発症リスクが高いとされる

原因

「レビー小体」という異常なタンパク質が脳内を中心に蓄積し、神経細胞が破壊されるレビー小体病が原因で発症する。レビー小体が蓄積するメカニズムは不明。

症状

初期はアルツハイマー型と同様に認知機能の低下、知らない人がいるといった幻覚など。中期は、手足の震えや歩行障害、うつ症状、気分や態度がコロコロ変わるなど。

※それぞれの割合（%）は、厚生労働省「都市部における認知症有病率と認知症の生活機能への障害への対応」（平成25年5月報告）を参照。

認知症は不治の病⁉ 治療法が確立していない現在

「夫が認知症ですと医師に言われたけど、この先どうしたらいいのか、なにも教えてくれない！」と、ある患者さんの家族が憤慨していました。

母が認知症になった私にはこの気持ちはよくわかります。

対症療法として薬を処方されるだけで、そのあとは自分たちで対応しなければならないのです。

私の母は2011年から待ち合わせ時間のミスや場所の名前がわからなくなるなどの症状が出ていました。当初は神経内科で薬を処方されたものの、最終的に認知症の診断を受けたのは2012年の後半でした。

翌年、何件も病院を回りましたが、その時々の診断にあわせて症状を抑える薬を処方されるだけ。認知機能は低下していき、優しかった母が家中の家具をひっくり返して暴れるなど、症状はどんどん悪化していきました。

それもそのはず。**認知症は、治る特効薬、改善する治療法がまだ確立していないのです。**

だから、薬はもちろん、親身に対応してくれる医師や看護師、介護士を家族が頑張って探せなければなりませんが、その出会いは偶然に近い。

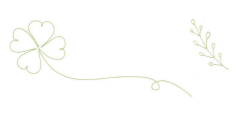

いまの西洋医学の限界です。

それでも最近、認知機能の低下を遅らせる「ドナネマブ」と「レカネマブ」という新薬が開発されました。その効果は限られていますが、西洋医学も少しずつ進化しています。

また認知症患者が見えている世界に寄り添いながら、ケアをしてくれる医師や看護師、介護士も増えています。困り事の相談や認知症に関する情報交換を行う公益財団法人**「認知症の人と家族の会」**などの団体も存在し、まだまだ足りませんが、地域の相談窓口も増加傾向にあります。

認知症研究の第一人者で鳥取大学医学部教授の**浦上克哉先生はアロマオイルが予防に役立つ研究結果を発表**されています。

私は、東洋医学の鍼灸によって認知症の母が救われた経験があり、**三焦鍼法**という治療法をおすすめする立場です。

認知症患者の症状が改善し、その家族が少しでも安らぐためには、西洋医学だけでなく、さまざまなアプローチが必要なのが現状です。もちろん怪しい民間療法もたくさんあるので注意は必要です。

2040年には65歳以上の3人に1人が認知症に!?

2012年の厚生労働省の発表によると、2025年には認知症と軽度認知障害（記憶や判断力の低下があり認知症の前段階にある状態）の患者数は700万人を超え、65歳以上の5人に1人が認知症になると推計されていました。

しかし2024年の同発表では増加傾向がより強まり、2040年に患者数が1000万人を超え、高齢者の3人に1人になると推計されています。

認知症は他人事ではなく、誰にでもどの家庭でも起こる身近な病なのです。

認知症患者と共生していくことが当たり前の時代が、いままさに始まっています。

記憶力や判断力が低下し生活に支障をきたしても、なにもかもわからなくなるわけではありません。ほんの少しのサポートで生活でき、社会参加もできます。

だからこそ、医療従事者だけでなく認知症患者の家族も、認知症に対する正しい知識を持って接していくことが重要になります。

認知症患者の寿命は5～12年ほどとされていますが、大きく個人差があります。

その限られた時間を幸せに生活するために、周囲の理解と支えが必要です。

65歳以上の認知症患者の将来推計

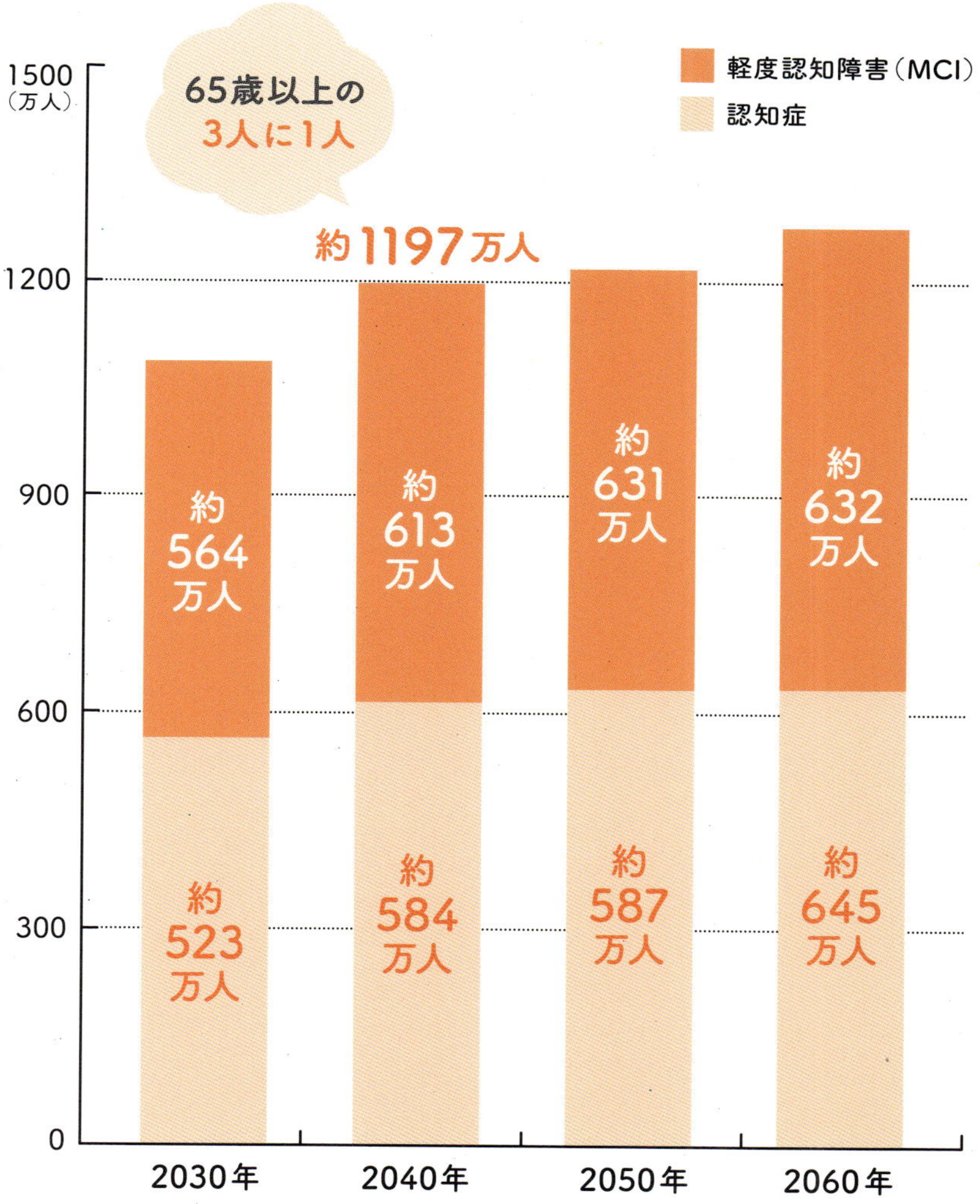

※「認知症及び軽度認知障害の有病率調査並びに将来推計に関する研究」（令和5年度老人保健事業推進費等補助金 九州大学 二宮利治教授）をもとに作成。

認知症患者のケアは大変!?苦悩が続く毎日

認知症を発症した患者の人は、伝えたいことがあっても言葉が出なかったり、できていたことが思うようにできなくなったりします。幻覚を見ることもあるので、不安を常に抱えている状態です。

いちばん大変なのは、認知症を患った本人であることに間違いはありません。一方で、患者のケアに携わる患者の家族は苦悩を抱える毎日を過ごすことになります。

医療従事者であれば日々経験を積み、知識を増やして、認知症患者への接し方を改善していけますが、家族にとっては初めてのことばかり。簡単には行きません。なにより、大切な家族の変化にショックを受けるからです。

私自身、認知症になった母を介護していた時、**「食事をしたばかりなのにご飯はまだ?」**と言われたり、**些細なことで急に怒り出す**母の変化に目の当たりにしました。

自分を育ててくれた親のかつてとは違う言動や行動はとても悲しい気持ちにな

ります。介護を投げ出したくなることもありました。

「なぜこんなことを言うのだろう」という疑問よりも悲しみや苛立ちが募る。根本原因である認知症をしっかり治療してくれる人を探さなきゃという焦りばかりが生まれる。仕事や子育てと介護の両立という時間的にも精神的にも大きな負担を抱えていく。こんな毎日では、介護する家族は疲弊していきます。

私のこの状況を救ってくれたのが、鍼灸でした。

一般社団法人「老人病研究会」の会長で医師の川並汪一《かわなみおういち》先生が治療方針の相談に乗ってくださり、同会の常務理事で本書を監修している兵頭明先生が母に三焦鍼法を施してくれました。

兵頭先生の治療を受けたあとの母は、周りの人から「同じ人ですか？」と驚かれるくらい表情が豊かになるのです。

鍼治療中の兵頭先生と母のやりとりを見て学んだことがありました。食事を食べたばかりなのに**「まだ食べていない」と言う母に「お腹が空いているのですね。なに食べたいですか？」と寄り添う姿**です。認知症の方の目の前の「不安」を取り除いて、「安心」させることが重要だということです。

鍼灸の効果を知ると同時に、認知症の方をケアする時の大きなヒントをもらったのです。

認知症患者は見えている世界が違う

患者家族は介護の大変さに苦悩して将来を不安に思いますが、**認知症の方は目の前の不安のことで気持ちがいっぱい**です。

この事実を理解することが認知症の方と共生していく第一歩です。

例えば「ご飯をまだ食べていない」と何度も言われたら、家族はイラっとしますよね。でも、認知症の方は短期記憶が低下して、食べた記憶がないのです。それなのに「さっき食べたでしょ！」と怒ったりすると、本人は「食事も出してくれない」と**いじわるされたと思う**ことになります。

幻覚を見ることもあります。家族からするとなにも見えず困惑するだけですが、「なにもいないよ」といくら言っても理解してくれません。むしろ**「いるのに見えないなんて嘘を言って、馬鹿にされているのか…」**と思ってしまいます。幻覚にしろ見間違えにしろ、認知症の方には確かに見えているからです。

認知症の方が見える空間、過ごす時間、持ち合わせている記憶、感覚など、それらは介護する家族のものと違うのです。

つまり、世界が違うのです。

家族が「なんで理解してくれないんだろう」と思うのと同時に**認知症の方も「なんでわかってくれないんだろう」と不安**に思っています。

その不安がさらなる不安を生み、怒りやうつ症状、突発的な問題行動につながっていくのです。

だからこそ、「寄り添う」姿勢が大切になります。

「ご飯をまだ食べていない」と言うなら、「なにが好きだっけ?」と聞いてください。そしてその食べ物にまつわる話題を広げていってください。時間とともに「ご飯がまだ」という気持ちを忘れていくことがあります。

「部屋の中に犬がいる」と幻覚や見間違えを起こしているなら、「いるわけないでしょ」と否定するのではなく、どんな気持ちか確認してみてください。かわいいなと思っているなら「かわいいね」と、怖がっているなら「怖いね」と同調してあげてください。そのうちに違うことに関心が移ったりします。

認知症の方が不安や怒りなどを持つことは、脳にストレスを与え、認知症の進行を早めます。

介護する家族はいったん冷静になり、「寄り添う」姿勢で不安を取り除くことに集中しましょう。ケアもやりやすくなります。

認知症の医療、介護、行政サービスは不十分!?

認知症の介護を家族で行なっているとついてくる問題があります。それは介護者の身体的、精神的、そして経済的な負担です。介護のために仕事を辞める、働き方を変える患者家族も多いです。

認知症の介護では患者の気持ちに寄り添うのが理想です。でも、寄り添える「余裕」を奪われてしまうのです。

優しく介護したい思いと厳しい現実との板挟みになる。私も同じような体験をしてきました。

やりたかった仕事をあきらめ、いろいろな情報を自分で取りに行き、母に合う治療法やケアの仕方を探し続けました。

医療、介護、行政サービスなどに頼りたくても、「専門外だから…」「法律上できないから…」などの理由で納得できるような対応を受けられないことも多くありました。

私が悪戦苦闘した日々から時間は経ちます。医療、介護、行政、民間団体などの努力で改善されつつあるものの、**認知症の患者とその家族を支える社会環境が整っているとはいまだ言えません。**

病院で認知症と診断された患者家族は、なんの知識も情報もなく認知症介護の世界に投げ込まれます。

せめて医療、介護、行政に携わる人たちが、認知症の改善に役立つ治療法や予防法の情報を共有できるような場づくり、そして患者家族がその情報を知る仕組みができたらいいのにと思います。

私は鍼灸と出会うまでに3年ほど時間がかかりました。鍼灸のおかげで母と私は救われましたが、もっと早く知っていれば、認知症の進行を遅らせることができたかもしれないという思いは残っています。

いま認知症患者を抱えている家族、認知症の心配をしている方に、私のような苦労や思いはしてほしくありません。

だからこそ、母と私を救ってくれた鍼灸を多くの人に知ってもらいたいというのが私の偽らざる本音です。本書で1人でも多く認知症の症状の改善を体感してもらい、その結果、介護する家族が笑顔になってほしいと思っています。

巻末には認知症の家族がいる時に役立つ情報サイトなども掲載していますので、参照してみてください。

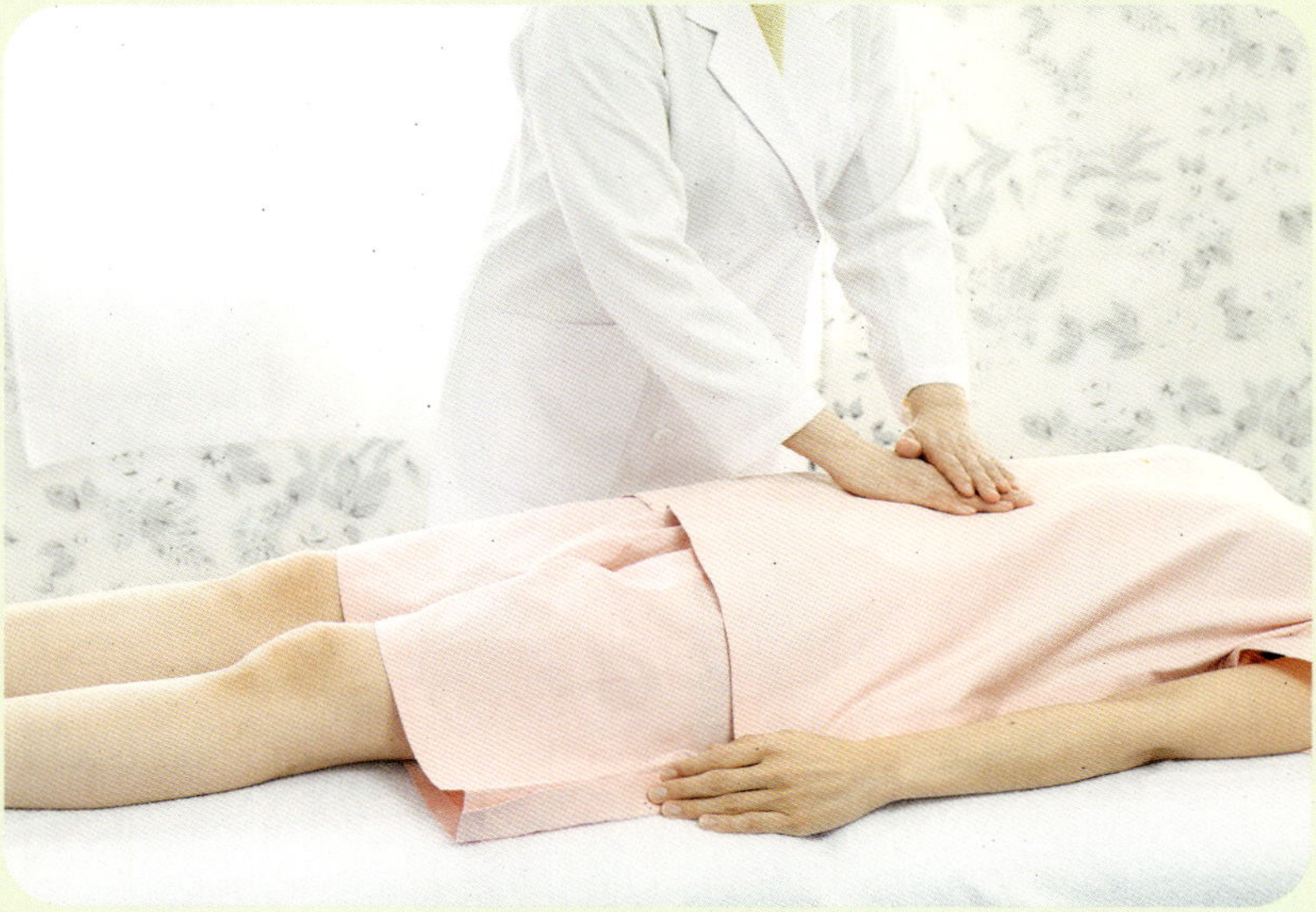

第2章

認知症に効果！「三焦鍼法」とは？

認知症の改善と予防に効果を発揮する
鍼灸「三焦鍼法」。
なぜ効果が生まれるか、
その仕組みと実際の改善症例、
体験談などを紹介します。

認知症治療に役立つ鍼灸「三焦鍼法」とは？

私の母に笑顔を取り戻した鍼灸は**「三焦鍼法」**と言います。中国の天津中医薬大学の教授で、中国屈指の鍼法による難病治療家として知られる**韓景献先生が開発した治療法**です。

韓先生は、西洋医学の治療では改善が見込めず、漢方薬でも効果が得られなかったパーキンソン病や認知症に対して、三焦鍼法の鍼治療で有意な効果を得ることに成功しました。

日本では2009年、NHKの番組『日曜フォーラム』で「認知症に東洋医学が挑む」のタイトルで紹介されました。

翌2010年に一般社団法人「老人病研究会」が鍼灸師と医師、鍼灸学生を集め三焦鍼法を中心にした中医鍼灸と医学、介護福祉教育を加えた実践教育を始めました。それが「認知症Gold-QPD育成講座（現在は三焦鍼法実践セミナーに改称）」です。

そこで学び認定資格を得た鍼灸師が、認知症患者に三焦鍼法を施しています。これまでに270名以上の鍼灸師がその資格を得ています。

2010年からの15年間で数多くの治療実績を積み、三焦鍼法は**認知症などの老年病の予防と治療、老化の遅延**（アンチエイジング）への効果があることが確認できています。

また、**メンタル疾患（うつ、パニック、不安神経障害）の緩和、コロナ後遺症（慢性疲労、動悸、ブレインフォグ）症状の緩和**にも役立つことが明らかになってきました。

具体的な三焦鍼法の仕組みは後述しますが、東洋医学においては気や血の通り道として重視される「三焦」というものがあります。

三焦は臓器と臓器のすきまをさすと言われ、上焦（心・肺）、中焦（脾・胃）、下焦（肝・腎）の3つに分かれます。

三焦鍼法では、その3つを活性化し、自律神経の中枢で脳にある視床下部や海馬領域を調整することで、その効果を発揮しているのです。

西洋医学では治療がなかなか難しい症状を解決する奇跡のような治療法、そんなふうに思えませんか。

次のページからは、具体的に認知症の患者への効果を紹介していきますので、ぜひ確認してください。

認知症専門鍼灸師による三焦鍼法の効果

ここからは、私を含め三焦鍼法を学び認知症専門鍼灸師として活動している方々が、実際に施術をした結果、どんな効果が見られたかを紹介していきます。

❶アルツハイマー型認知症（脳血管障害を伴う）の73歳男性の場合

数年前よりもの忘れが目立つため奥様が病院受診をすすめるも、本人は自覚がなく受診を拒んでいました。

旅行先で買ったお土産がなにか自分で思い出せなくなり、脳外科を受診してアルツハイマー型認知症と診断を受けました。

同じ話を繰り返す、物の置き忘れなどの記憶障害が目立つようになり、人と話をすることが億劫で外出が減ったそうです。そこで三焦鍼法を始めました。

❶ 73歳男性のMMSEの推移

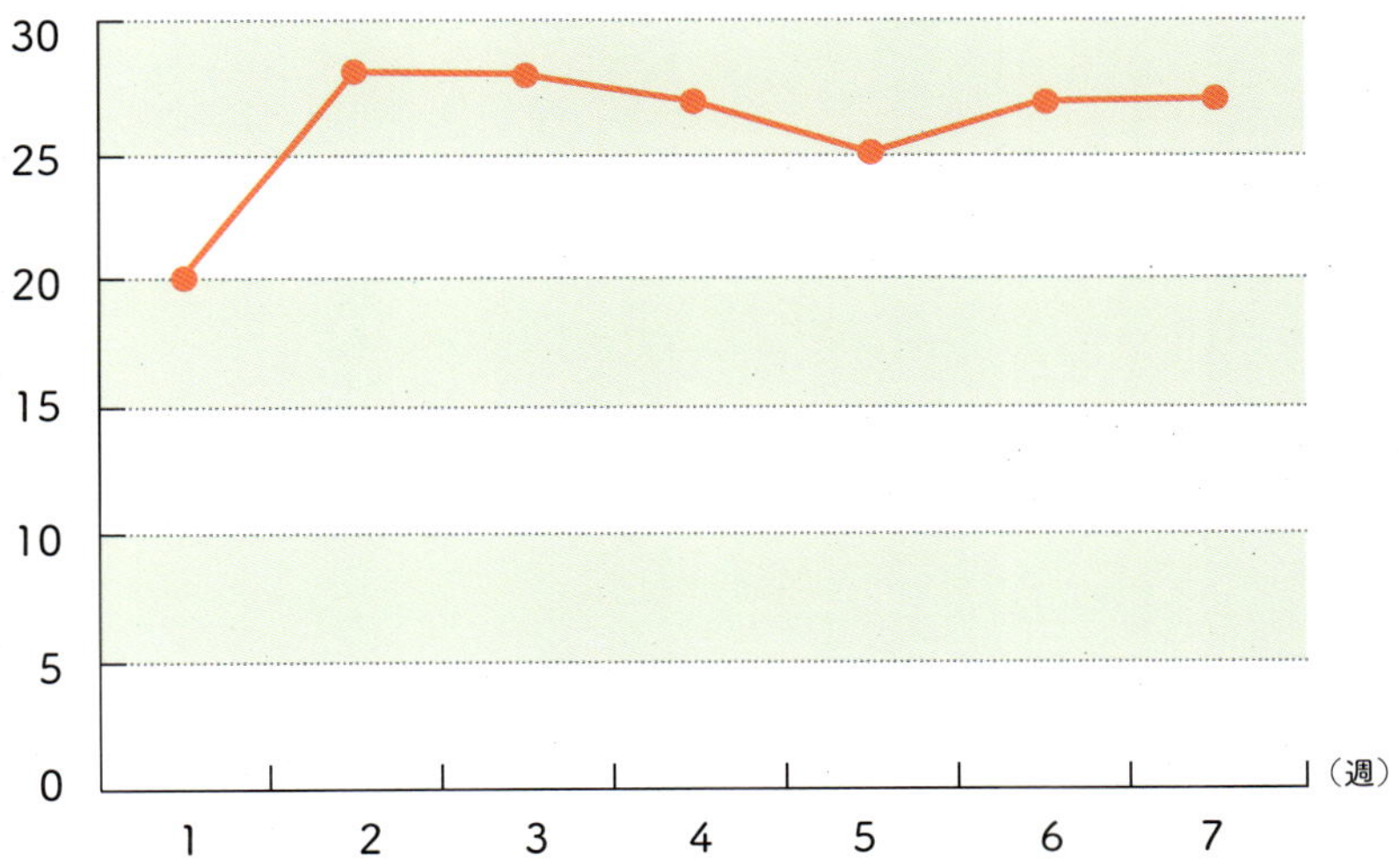

施術者のことば

年月日等の見当識に関する質問については、終始悩み不正解になることが多かったですが、計算の解答もテンポよくできるようになったように思います。また、施術の日ということは覚えていることはできないが、今日は鍼の日だよと奥様が伝えると「じゃあ、布団を干さなきゃな」と布団干しをするなど、少しずつだが意欲が出てきたようです。(症例報告:花輪貴美)

治療後にはＭＭＳＥ（ミニメンタルステート検査）を行います。これは認知機能の言語的能力や図形的能力（空間認知）などを検査できる30点満点のテストで、症状の回復や進行具合を確認するために用いました。27点以下で軽度認知障害（ＭＣＩ）の可能性があり、23点以下だと認知症を疑われます。

この方の場合は、施術開始から2週目以降、軽度認知障害のレベルまでに回復をされました（前ページ参照）。少しずつですが、会話や行動に意欲的な変化が見られたそうです。

❷アルツハイマー型認知症の86歳男性の場合

ブドウ農家の仕事を退いたころから、もの忘れがひどくなり、会話が減り、表情が乏しくなったそうです。短期記憶障害、判断力や問題解決能力の障害などが見られ、抑うつや不安といった症状も見受けられました。

三焦鍼法の治療を受けた結果は次ページで確認してください。8週目に悪化傾向が見られましたが、そのあとは回復基調へと変わりました。

❷ 86歳男性のMMSEの推移

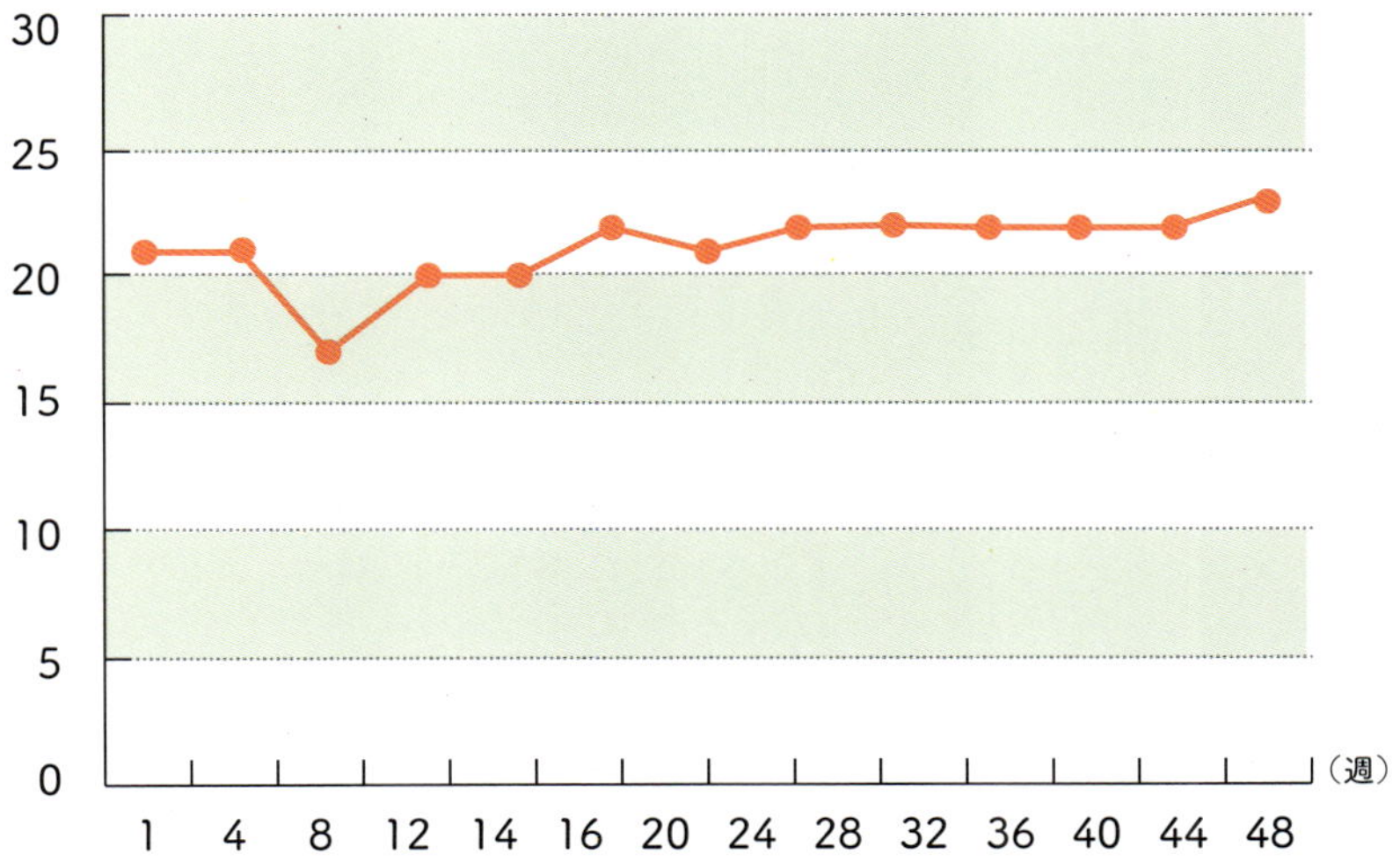

施術者のことば

週1回、1年弱にわたる鍼灸マッサージ治療によって患者は笑顔を見せるようになり、私のことを「鍼の人」と認識できるようになった。さらに、自らマッサージを希望する、挨拶・見送りをする、亡くなられた妻への施術に対する感謝の言葉を述べるなど、MMSE値だけでは見えてこない認知症の方の「内面的な力」を一定程度ではあるが、サポートすることができたことを、大変うれしく思う。（症例報告：矢野 司）

1年弱にわたる治療の結果、劇的な回復とはなりませんでしたが、笑顔が多くなったり、鍼灸師とのコミュニケーションに積極的になるなど、数値には表れない変化がありました。

❸パーキンソン病（アルツハイマー型認知症の疑いあり）の75歳男性の場合

パーキンソン病は脳の特定の領域が変性してしまう神経変性疾患で、筋肉のふるえやこわばり、動作が緩慢になるなどの症状が現れます。

初回の治療時、質問への反応が悪く、MMSEを実施したところ17点と認知症の疑いが出ました。

三焦鍼法の治療中に実施したMMSEの結果が次ページです。

得点は乱高下したものの正常値の28点が出た時もありました。初回以外は21点を下回ることはありませんでした。また、治療を重ねるごとに発声がよくなり、声も明るくなりました。12週目にはこれまでなかった1人での外出をし、周囲を驚かせました。

③ 75歳男性のMMSEの推移

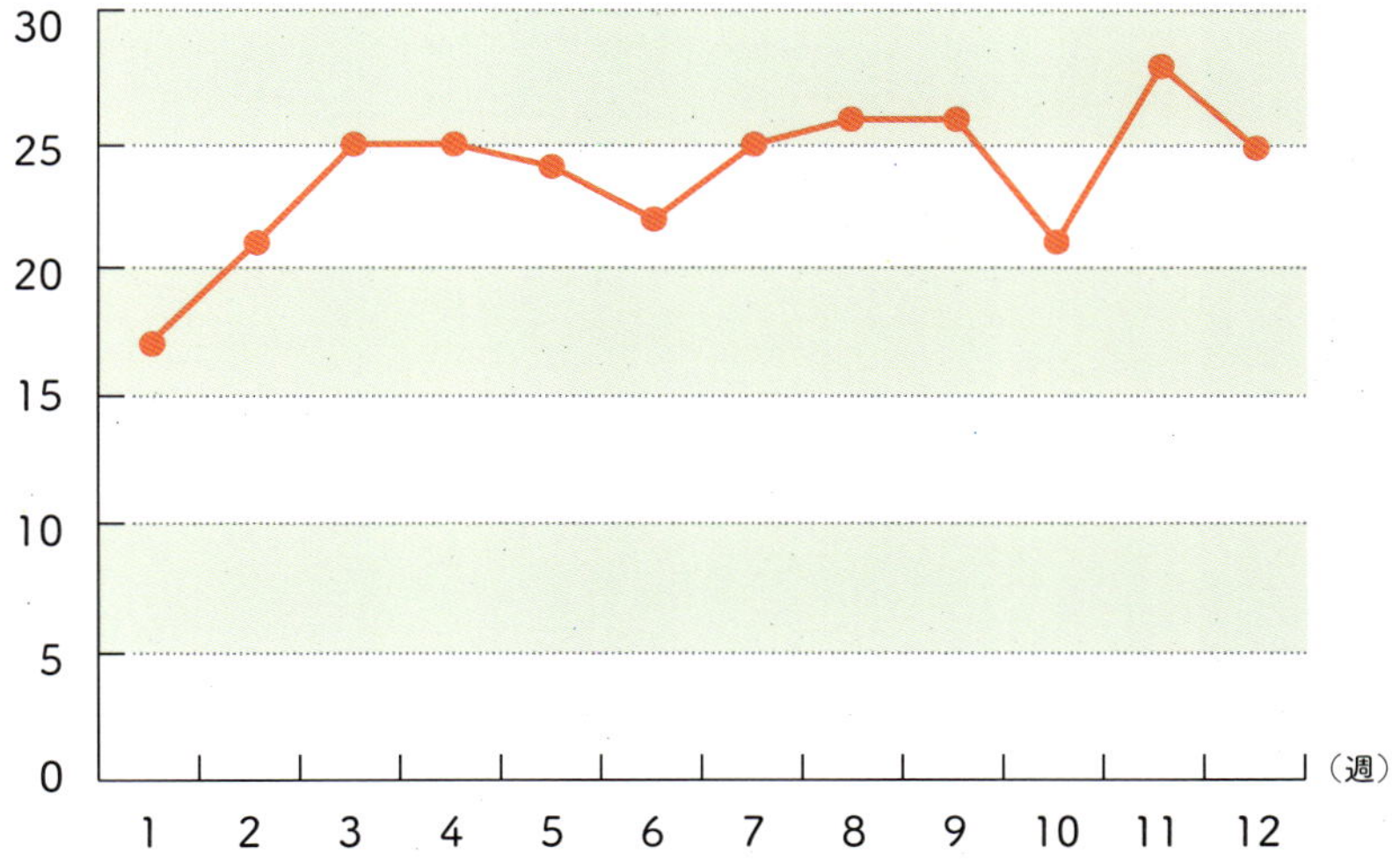

施術者のことば

MMSEの変化は、初回では最低の17点であったが、2回目以降では28点を最高として、21点を下回ることはなかった。質問形式に慣れた結果とも考えられるが、数字以外の変化を振り返ると、初回ではわからないことはすぐに「わからない」と答えていたが、2回目以降では「日付を普段から意識するようになった」「計算問題を諦めずにチャレンジするようになった」「文章が出てこないと言いながらも、とにかく書く」など、質問に対して何とか答えようと努力をする姿勢が見られるようになった。（症例報告：海老澤武士）

❹アルツハイマー型認知症の91歳女性の場合

記憶障害、見当識障害（時間や場所などの認識能力の低下）があり、「ものを盗られた」と訴えることがしばしばありました。

三焦鍼法を施すと、5回目のMMSEで21点が出るようになりました。その後、得点の大きな変動はありませんでした（次ページ参照）。

それでも「月に2、3度来てくれるね」と近々の記憶があるように見えたり、これまで話に出なかった過去の記憶を話してくれるようになりました。

週に1度の訪問をくり返すなかで、次第に鍼灸師として認識をしてくれるようになり、感謝を込めた挨拶や、笑顔で迎えてくれることが増えていきました。

❺認知症の疑い（未確定診断）のある94歳女性の場合

記憶障害、見当識障害が見られ、身体機能と認知機能に大きな低下が見られる

❹ 91歳女性のMMSEの推移

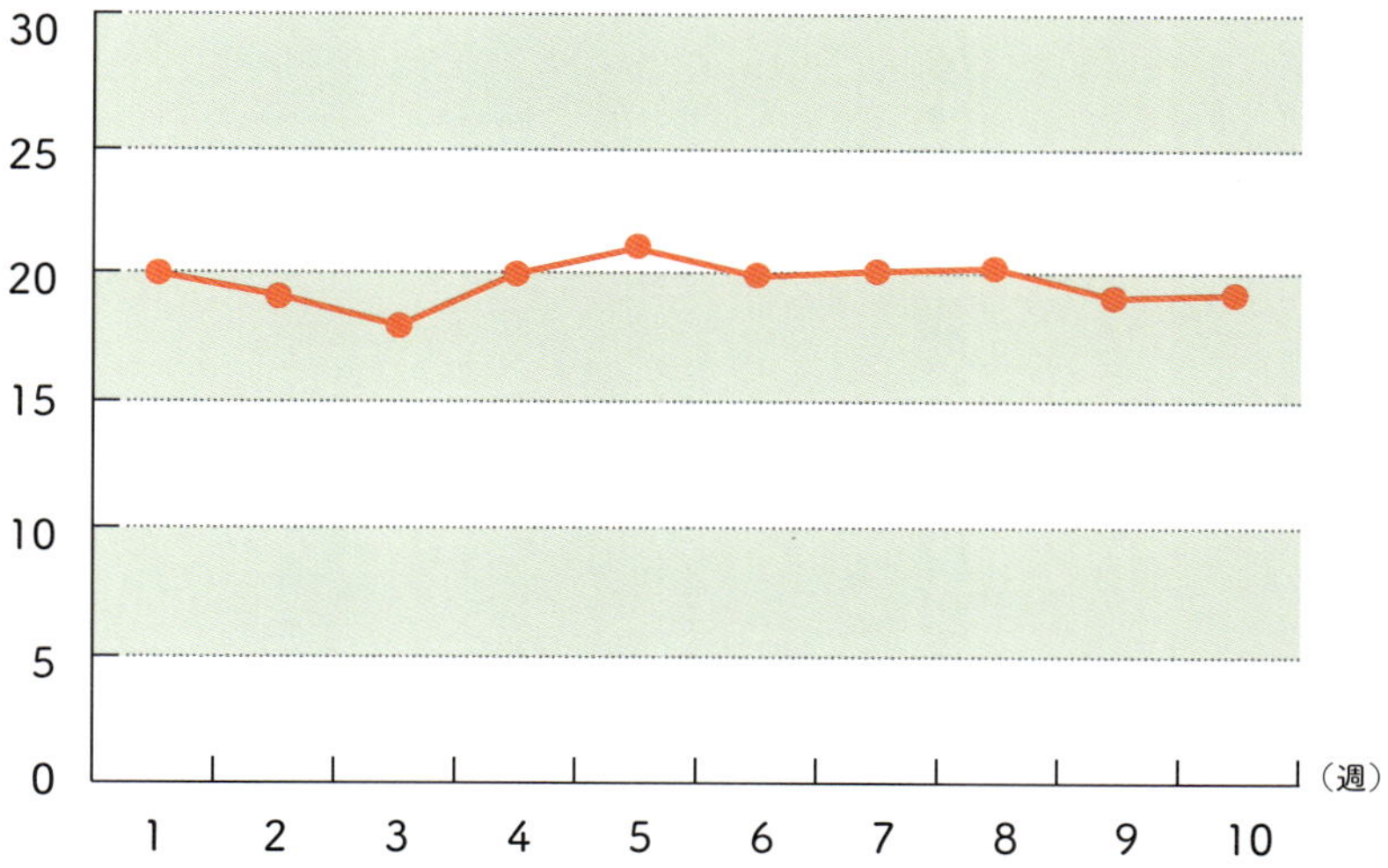

施術者のことば

施術時など数回にわたりご自身が和裁に従事していたとよく話されていた。8週目の時、ご家族（娘さん、お孫さん、ひ孫さん）、介護職員同席で最後の施術近況を説明した。娘さんに確認したところ和裁に従事されていたのは事実であった。当初はまったく出なかった記憶が次第に会話に出たのは興味深い事実であった。（症例報告：山本竜正）

要介護4（日常生活の大半で介護が必要な状態）の女性です。

三焦鍼法をベースにした治療を施したところ、初回から4回目までは、毎回初めて会うような反応でしたが、5回目から「いつもの先生ね」と言われるようになりました。

MMSEの得点に大きな変化はなく、むしろやや低下傾向でした（次ページ参照）。ですが、24週にわたる治療の間、過去の記憶を思い出されたり、よい体調を維持するなど生活の質の向上が見られました。


いかがでしょうか？

三焦鍼法の治療を施した事例を紹介するのは、紙幅の都合もあるので限られてしまうのですが、MMSEで結果が出たものと、出ていないものなどバランスよく紹介したつもりです。それでも三焦鍼法の治療によって、初期の認知症の方のMMSEが改善する傾向があります。

また中期の認知症の方には、MMSEでの大きな変化は見られなくても、記憶障害、見当識障害の改善、なにより笑顔が増えたという事例がとても多いのです。

さて、三焦鍼法が認知症の改善になぜ効果を発揮するのかについては、このあと紹介していきましょう。

5 94歳女性のMMSEの推移

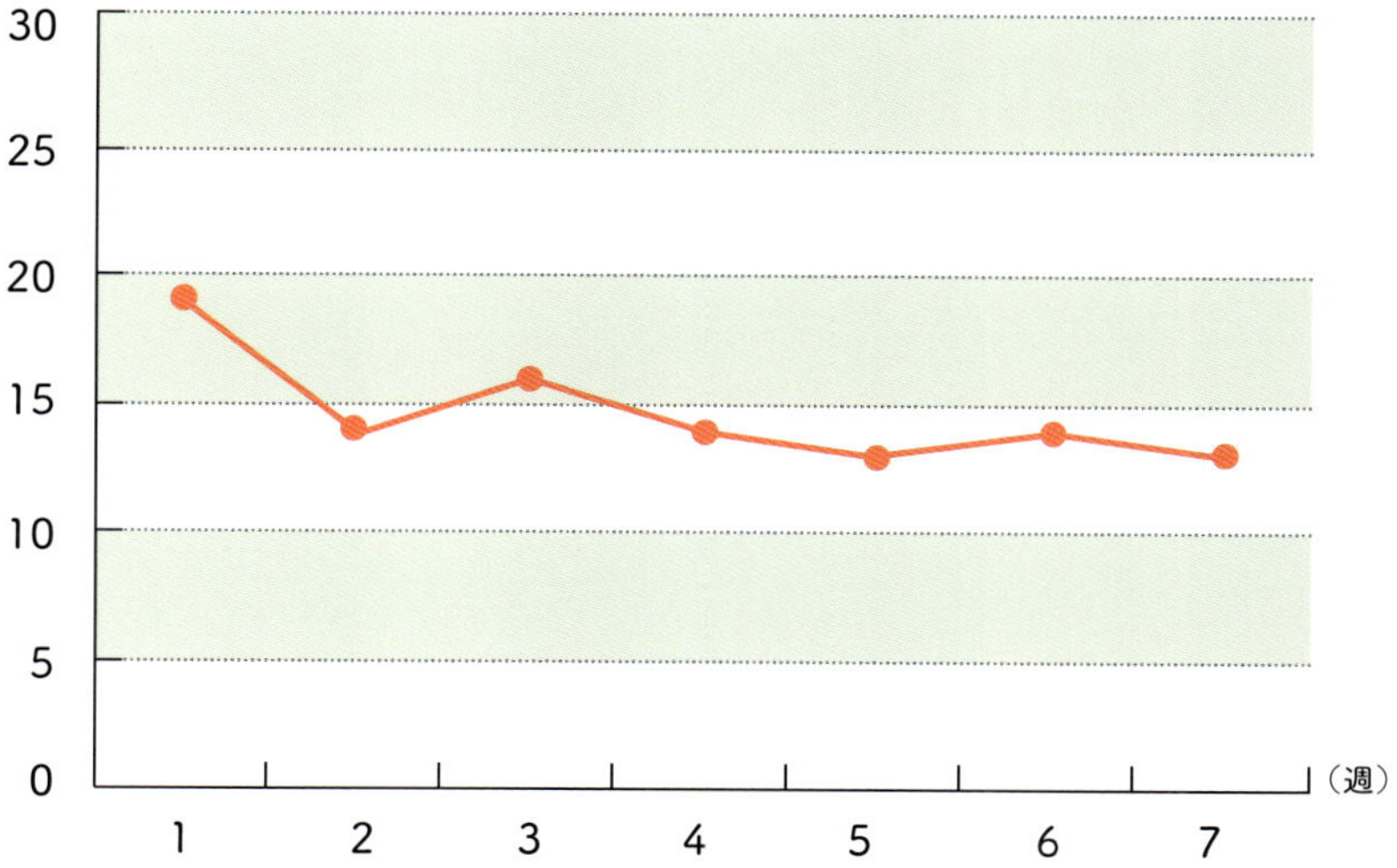

施術者のことば

治療の中で、患者がしだいに鍼灸治療を理解できるようになり、施術者を鍼の先生として認識できるようになることで、以後の施術がスムーズに行えるようになった。治療を通じて、過去の出来事を思い出し、室外の景色の描写力の向上、図形描写の向上、笑顔の増加、鍼治療への興味、施術者に対する気遣い・感謝、会話の奥行きの増加、長くお世話をしている職員も聞いたことのない話題の思い出しが増えているなどの変化がみられた。（症例報告：田嶋健晴）

知っていそうで知らない!? 東洋医学の基礎知識を学ぼう

三焦鍼法を説明する前に、まずは簡単に東洋医学の基本的な考え方、知識を説明しますね。

東洋医学には、**統一体観**という考え方があります。人間と自然界は一体で、人間、動物、植物、鉱物、大気、水などすべてのものは統一体を構成する要素とし、お互いに関係しあっているという観念です。

統一体の要素は、**陰**と**陽**、2つの性質に分けられ、どちらかが強くなりすぎないように常に調整しています。陰は寒い、暗い、静かなどの性質で、陽は暑い、明るい、活発などの性質です。

陰陽は季節の移り変わりで考えるとわかりやすいです。春から夏に陽が強まり夏至で極まる、秋から冬に陰が強まり冬至で極まる。また、春分と秋分は陰陽の強さが一緒となります。

西洋医学とは違い、東洋医学の臓器は**五臓六腑**と表現されます。

五臓は**肝・心・脾・肺・腎**、六腑は**胆・小腸・胃・大腸・膀胱・三焦**です。臓と腑は肝と胆、心と小腸、脾と胃、肺と大腸、腎と膀胱の組み合わせで互いに強く関係しており、どちらかが変調すると片方も変調しやすくなります。

六腑は1本の管と考えられていて、飲食物が六腑を通る間に栄養素を吸収していきます。そして脾《ひ》の働きによって生命活動を維持するのに必要な**気**（生命活動のエネルギー源）・**血**（血液）・**津液**《しんえき》（血以外の水分）・**精**（生命活動を支えるスタミナ源）をつくります。

臓と腑の組み合わせで仲間外れだった**三焦**は、**上焦**、**中焦**、**下焦**の3つに分かれ、具体的な臓器はありません。**臓器と臓器のすきま**を指し、津液はおもに三焦を通って全身を巡ります。

臓と腑、気や血などの状態を整えれば、不調は自然と改善されます。そこで**ツボ（経穴）**を刺激するのです。

ツボは気の出入り口で、気や血が巡る通路である経絡に沿って点在するのですが、ツボも**経絡**も全身にあります。

ツボを刺激すると、刺激が経絡に伝わり、気や血の流れがよくなります。気や血の流れがスムーズになると臓腑の機能が活性化し、不調が改善していくのです。

三焦鍼法という治療法が効果を発揮する仕組み

三焦とは六腑の1つであり、上焦に心・肺、中焦に脾・胃・腸、下焦には肝・腎・膀胱が位置します。三焦という臓器自体がないのですが、とても大事なものだということだけは共通した認識となっています。

三焦を中心にした鍼灸「三焦鍼法」では、三焦の機能を次のように考えて治療に応用しています。

❶最も重要なエネルギーで生命活動の原動力の「気」、栄養を運んで全身を養い、精神を安定させる「血」、生命を維持するために全身を潤す「津液」をつくる。
❷健康に必要な気・津液といった物質を全身に巡らせる通路である。
❸臓腑（内臓）機能を反映し、各臓腑機能の協調バランスに重要な役割を持つ。

三焦が正常に機能すれば、五臓六腑も正常に機能し、気・血・津液が十分につくられ、全身をくまなく巡る。だから、健康でいられるということです。

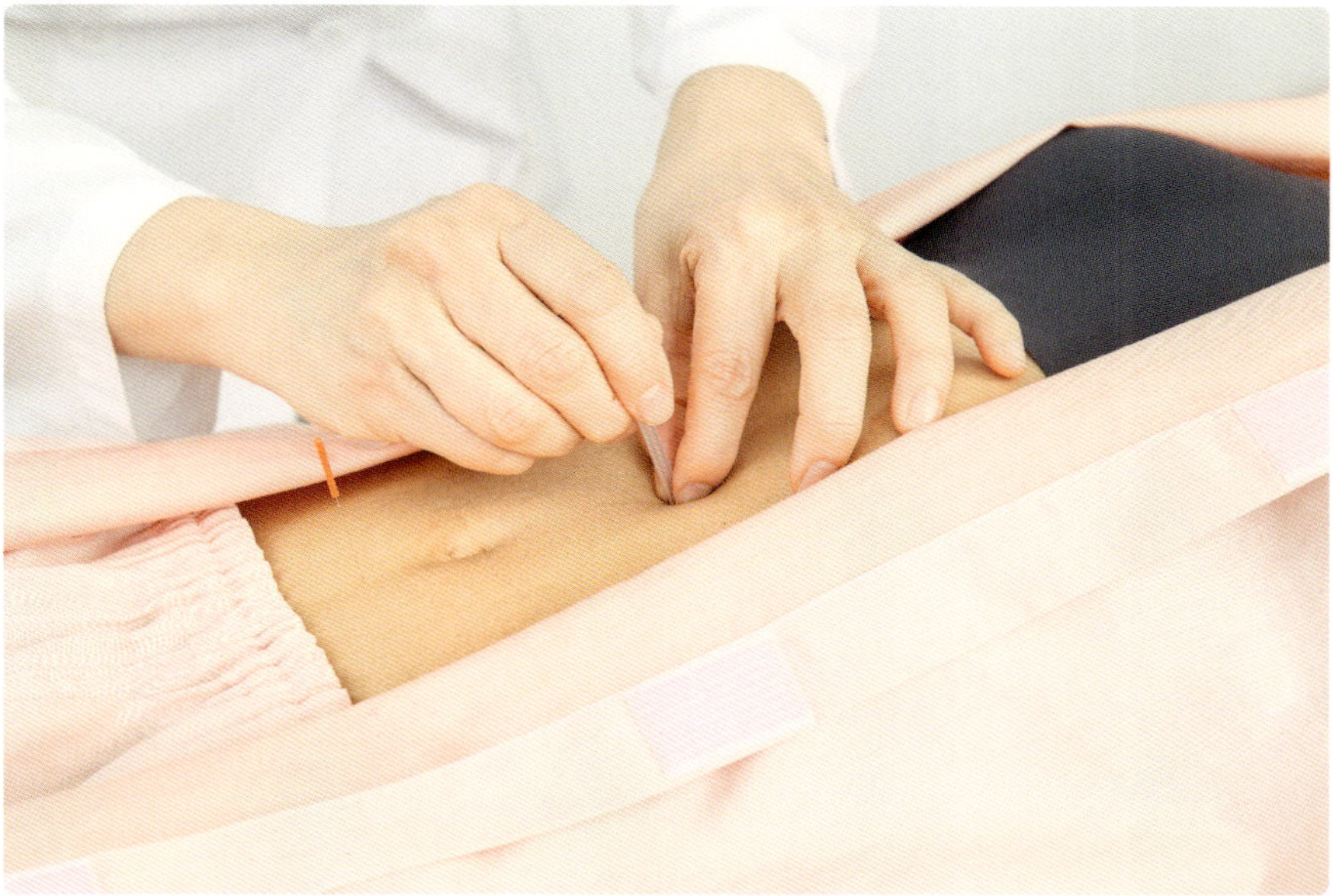

三焦の１つ中焦にあるツボ中脘（ちゅうかん）。ここに鍼を打つことで、気や血の生成を促していく。

三焦鍼法はなぜ認知症の改善と予防に役立つのか？

「若い頃はいつも暑くて仕方なかったけど、最近は寒くて仕方がない」

ご高齢の方がそう言うのを聞いたことはありませんか？

人体は老化とともに陰陽のバランスが崩れます。暑いのは「陽」、寒いのは「陰」。したがって昔は陽が盛んだったのに、最近は陰が優位になっているということです。

この**陰陽のバランスが正常に機能しなくなると三焦機能の異常を引き起こし、次第に臓腑（内臓）に不調が表れます。**

これが老化をさらに促進させ、三焦機能の異常も進むと、気・血・津液をつくり出せなくなり、体の巡りは一層悪化します。それが**脳機能にも影響するようになると、認知症となってしまう**のです。

三焦機能を整えていけば、臓腑機能が正常に機能し、認知症の改善や予防はもちろん陰陽バランスも整い、引いては**アンチエイジング**にもつながります。

もっと言えば、三焦機能を日頃から整えていけば、老化を遅らせて認知症の予防にもなるということです。

認知症の正体の1つにアミロイドβという異常タンパクがあり、それが脳に沈着することで認知症を発病します。

アミロイドβの沈着が始まり、**認知症を発病するまで約20年の空白期間**があるとされますが、この期間によくある症状は多くの人が日頃悩まされるプチ不調たちです。

冷え、疲れやすい、食欲がない、ストレス、便秘、頭がぼーっとする、やる気が出ない、胃の調子が悪い、寝つきが悪い……など。でも、このような症状があっても「大丈夫、なんとかなる」と放っていませんか？

これらの**不調はもとを正せば、三焦機能の異常**です。つまりプチ不調を放置していると、やがて認知症へとつながるのです。

20年の空白期間に出る不調と向き合うことが、将来起こりうる病気、そのうちの1つ認知症の予防となります。

西洋医学ではこれらの治療を苦手としています。逆に、**陰陽バランスを整えていく東洋医学はプチ不調の治療が得意**です。その陰陽バランスを整えることに特に優れているのが「三焦鍼法」なのです。

どうですか？　すごい治療法だと思いませんか？

鍼灸・三焦鍼法を体験した方たちの声

鍼灸・三焦鍼法について解説してきましたが、鍼灸に「痛いのでは」と不安に思う方、そもそもの効果を疑う方もいると思います。

そこで、私が週に1回施術に訪れている介護付き有料老人ホームの「舞浜倶楽部」（浦安市）の患者さんやスタッフの方に感想を聞いてみました。

千葉県浦安市にある舞浜倶楽部は、「シルヴィアホーム認知症看護・介護教育研修センター」の認定を受けた日本で最初の施設。シルヴィアホームとは母親が認知症になったスウェーデンのシルヴィア王妃が設立したもので、日本より早く高齢化が進む同国で認知症ケア教育の基盤となっている。舞浜倶楽部はその認知症ケア教育の普及に努めている施設でもある。老人病研究会とも介護の面で研究、教育の連携を図っている。

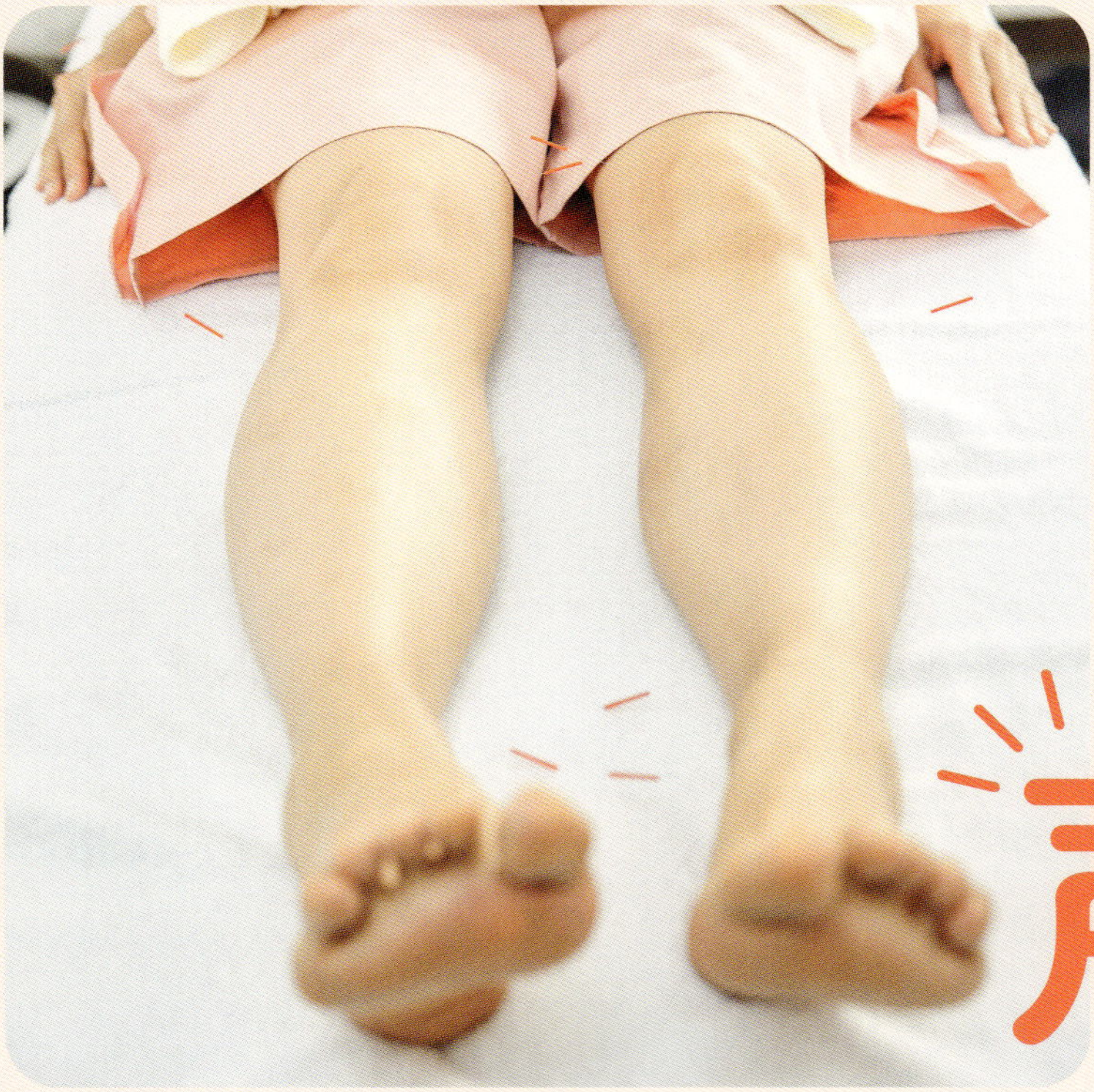

鍼灸 体験者の声 患者編

舞浜倶楽部で鍼治療を受けた患者の方に、私（佐川）と監修の兵頭先生で感想を聞いてみました。

体験してみないとわからない技術

（Wさん　女性・80代）

佐川　Wさんにとって鍼とは？

Wさん　鍼ってすごいと思うわ。神経に効いている感じがします。でも最初、鍼から離れたくないです。でも最初、鍼はとんがっているから、怖かったです。

佐川　やってみたらどうでしたか？

Wさん　全然痛くない。でも、こればっかりは体験してみないとわからないですね。

兵頭　最初に診た時は、背中が丸まっていましたね。でも、今はまっすぐになりましたよ。

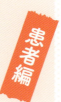

Wさん　そうなの。だから、こんなに素晴らしい技術があるのかとびっくりしています。

時間が経つと鍼が恋しくなる！

（Yさん　女性・90代）

佐川　Yさんにとって鍼灸とは？

Yさん　私にとっていざという時に役に立つ、ありがたい存在です。

佐川　最初は鍼に抵抗がありましたか？

Yさん　痛いだろうなと（笑）。でも、全然痛くない。

佐川　身体にはどんな変化がありますか？

Yさん　身体が軽くなります。

兵頭　胸や背中、痛い症状がいろいろありましたでしょう。鍼をしてどうです？

Yさん　いろいろなところが痛かったけど、鍼をしてもらうと楽になります。でも、一週間も経つと鍼が恋しくなって。

佐川　恋しくなるんですね。嬉しいです。

鍼灸 体験者の声

スタッフ編

舞浜倶楽部のスタッフで鍼治療を受けた方にアンケートに答えていただきました。もっと気軽に受ける環境を望まれているようです。

介護スタッフ Iさん（女性）

❶左前腕を傷め、そこから左腕、肩まわりの痛みがあって仕事に支障をきたしていた。
❷左腕の痛みから左頭部の頭痛。
❸少し痛みが和らいだ。
❹身体を使う仕事のため少しでも身体に負担がかからないような治療を定期的に受けられたらいいと思う。

介護スタッフ Kさん（女性）

❶ぎっくり腰になり接骨院に通院していたが、なかなか良くならず、人に勧められて施術を受けた。
❷前屈できないことと、イスに座っていても辛い状況だった。
❸完治という感じではないが、施術後前屈できるようになり、だいぶ楽になった。
❹痛みが出た時、すぐに治療してもらうとかなり効果があるのではないかと思う。

施設スタッフ Sさん（女性）

❶肩こりがひどく、仕事がつらくなったため。
❷肩こりの症状と、首がまわらなくなったこと。
❸肩が軽くなって、首の動きも良くなった。
❹鍼は怖い、痛いイメージを持っていましたが、痛くなく鍼治療に抵抗のある人にももっと気軽に受ける環境があったらいいなと思います。

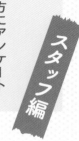

❶鍼治療に来たきっかけ
❷その時いちばんつらい症状
❸鍼灸治療を受けた後の印象
❹感想

世界に広まる鍼灸
～海外の鍼治療の現在地～

鍼灸というと、中国や日本といった東アジアの国での治療法というイメージですが、実際には欧米をはじめ世界中で広がっています。

1979年にWHO（世界保健機関）が鍼灸治療の適応疾患43疾患を発表、1997年にはアメリカの国立衛生研究所が鍼治療の効果について部分的に認める声明を出し、2000年にイギリス医師会が鍼治療の有用性を承認しました。

オーストラリアでは鍼灸師の資格が国家資格となり、ドイツでは腰痛などの鍼治療が保険適用されるなど、現在世界の100以上の国で鍼治療が行われているのです。

アメリカの国民健康調査（National Health Interview Survey）によると、2002年から2012年の10年間で鍼治療の利用者が50%増加したそうです。

ニュースサイト『ニューヨーク・タイムズ』（2024年2月）では、代替療法（鍼灸だけでなくマッサージ、ヨガ、気功なども含む）の利用がこの20年間で2倍に増えたという記事もありました。

この流れの背景には、西洋医学では治らない症状があるならば、他に適した治療法を探し求めたい、そんな人々の願いがあるのだと考えます。

鍼灸が世界に広まる一方、その効果の科学的証明については西洋医学と比較してまだまだ不足しています。特に認知症に関しては、欧米で刊行されている医学雑誌等で鍼治療の有用性を報告する研究論文が数多く掲載されていますが、研究規模が小さいなどの問題がまだまだあるのが実情です。

患者には西洋も東洋も関係ありません。病状の改善のためには1人の治療家として医師も鍼灸師も協力して立ち向かう。お互いに足りないところを補完していく。それが、患者さんのためになると思います。

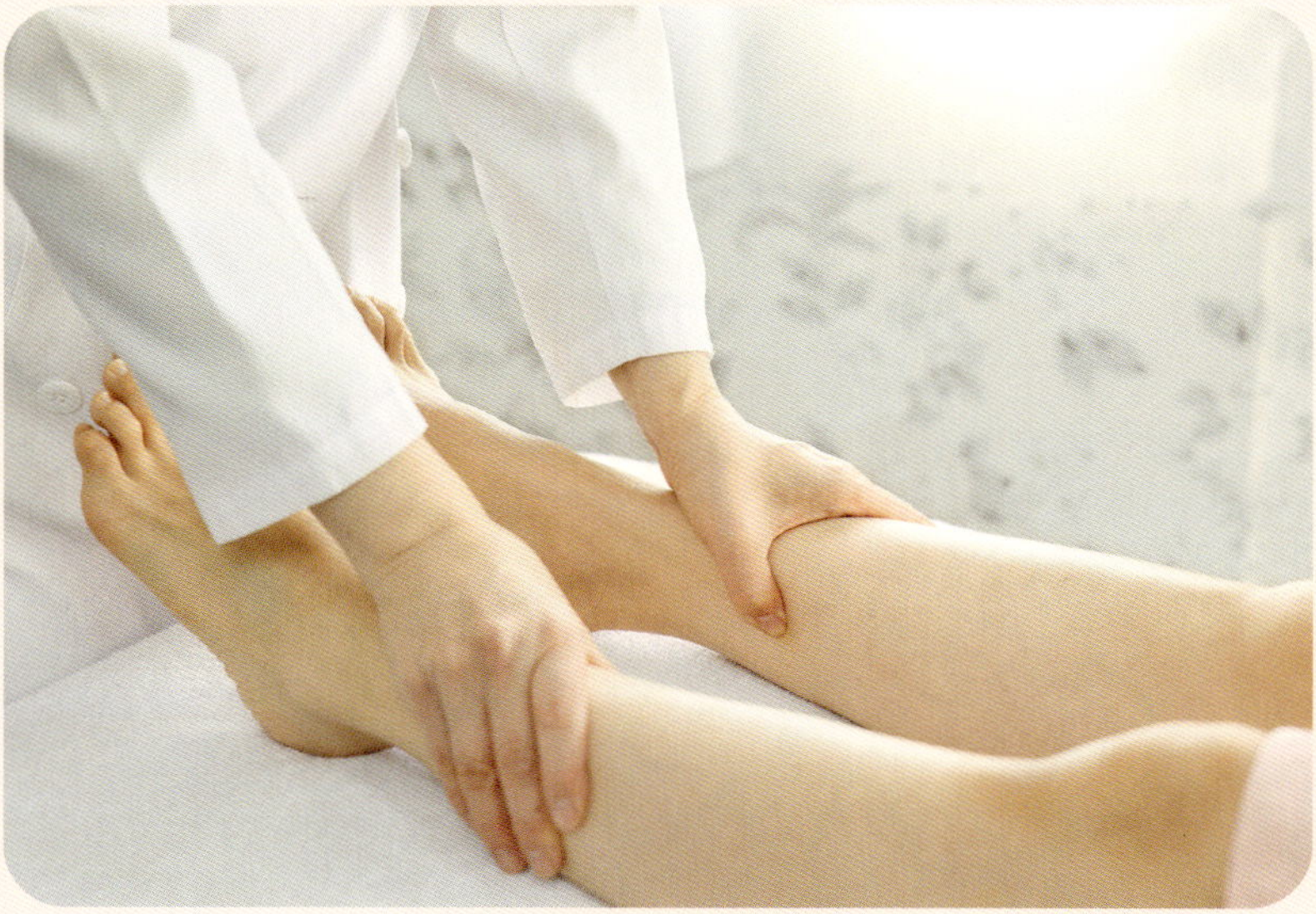

第3章

実践!

10分ケアで認知症の予防&改善

認知症の予防と改善に効果のある
三焦鍼法をもとに10分でできる
ツボ押しケアを教えます!
大切な人に、自分自身にやってみましょう。

三焦鍼法をもとにした10分ケアで認知症の予防＆改善

鍼灸では基本的に鍼や灸を使用しますが、ツボ押し（指圧）を行うことがあります。私の場合は、「パイオネックス・ゼロ」という皮膚に刺入しない接触タイプのシール鍼を使いながら、鍼への恐怖心をもつ患者さんにやります。

ご家庭でご自身でツボに刺激を入れてもらうためにツボの位置をお伝えすることもよくもあります。

ツボ押しは誰でも気軽に行えて、もっとも安全に、かつ効果を得られる手法なのです。

三焦鍼法では、究極の健康長寿のツボとしている外関《がいかん》、足三里《あしさんり》、血海《けっかい》、気海《きかい》、中脘《ちゅういん》、膻中《だんちゅう》、計6つのツボに刺激を与えます。これから紹介する10分ケアでは、これらに万能のツボとよばれる2つのツボ、太渓《たいけい》、三陰交《さんいんこう》を加えました。合わせて8つのツボを押していきます。

具体的なツボ押しのやり方、注意点、またツボ押しする時のコミュニケーショ

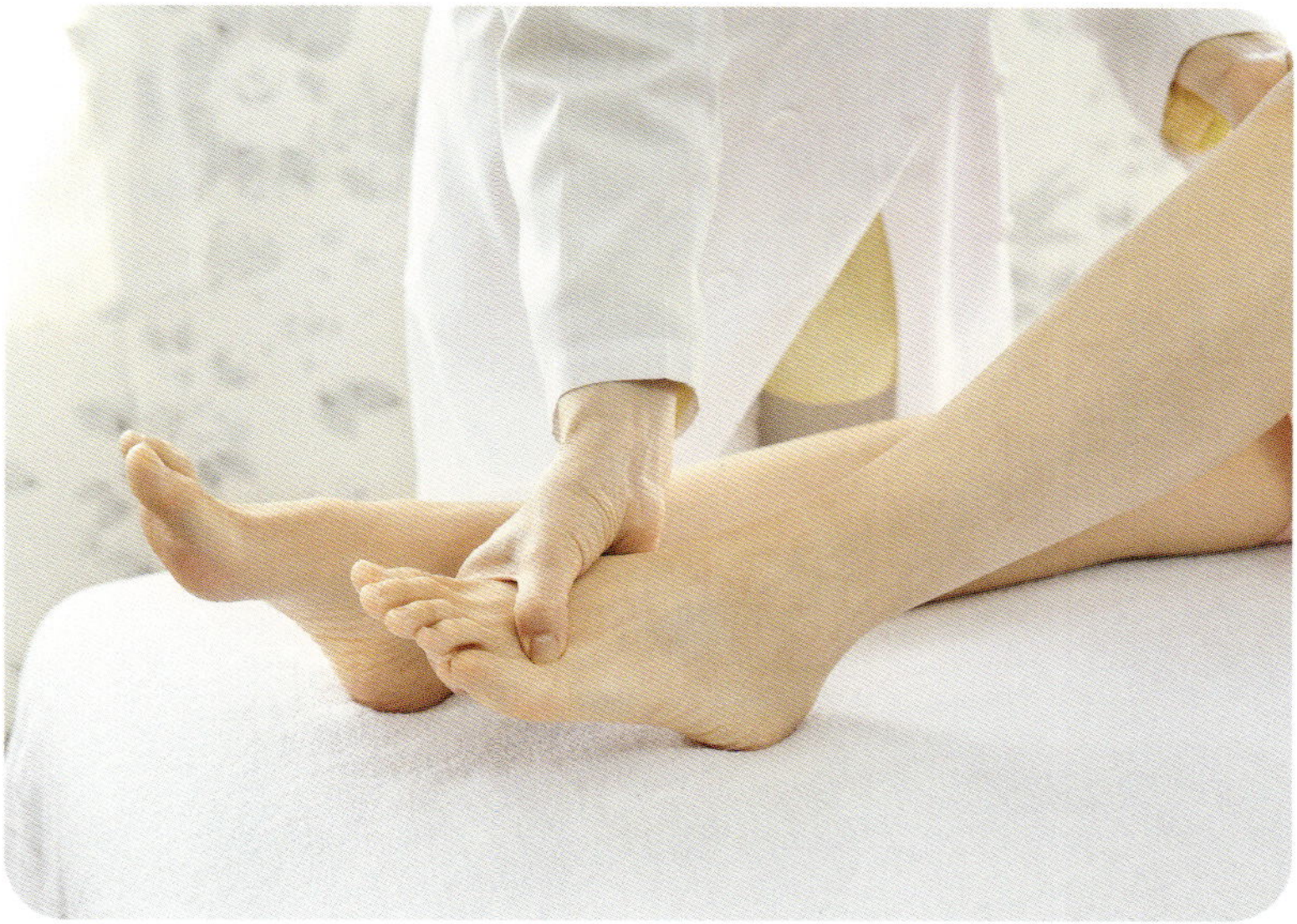

ンのポイントなどを次ページから紹介していきます。

それでも、このツボ押しの効果をいちばん高めるのは、施術する人の「優しい気持ち」です。

優しい気持ち・表情で体に触れられたら、人のぬくもりが伝わってきて心がほっとしませんか？　そのリラックスした感情が脳にとてもいい刺激となり、認知症の予防や改善にも役立ちます。

だからと言って、「優しくやらなきゃ」と気負う必要はありませんよ。

相手、あるいは自分にツボ押しをしてあげたい。そう思って本書を手に取られたあなたは、すでに十分優しく、慈《いつく》しむ心があるのですから。

10分ケア「ツボ押し」のポイントと注意点

ツボ押しを誰かにしてあげた、あるいは自分でやってみたという人は多いのではないでしょうか。誰もが簡単にできるもので、今回の10分ケアでも特別な技術は必要ありません。ただ、いくつかポイントと気をつけてほしいことがあります。

【ツボ押しをする際のポイント】

- ツボを押すのも戻すのもゆっくりと行う
- 気持ちいい、あるいはイタ気持ちよく感じる強さで押す
- 痛みを感じるほど強く押すのは逆効果

【こんな時はツボ押しをやらない】

- 食後や飲酒後、空腹時、入浴中や入浴の直前直後
- 発熱時、感染症にかかっている時、ケガをしている時
- 妊娠初期、生理中

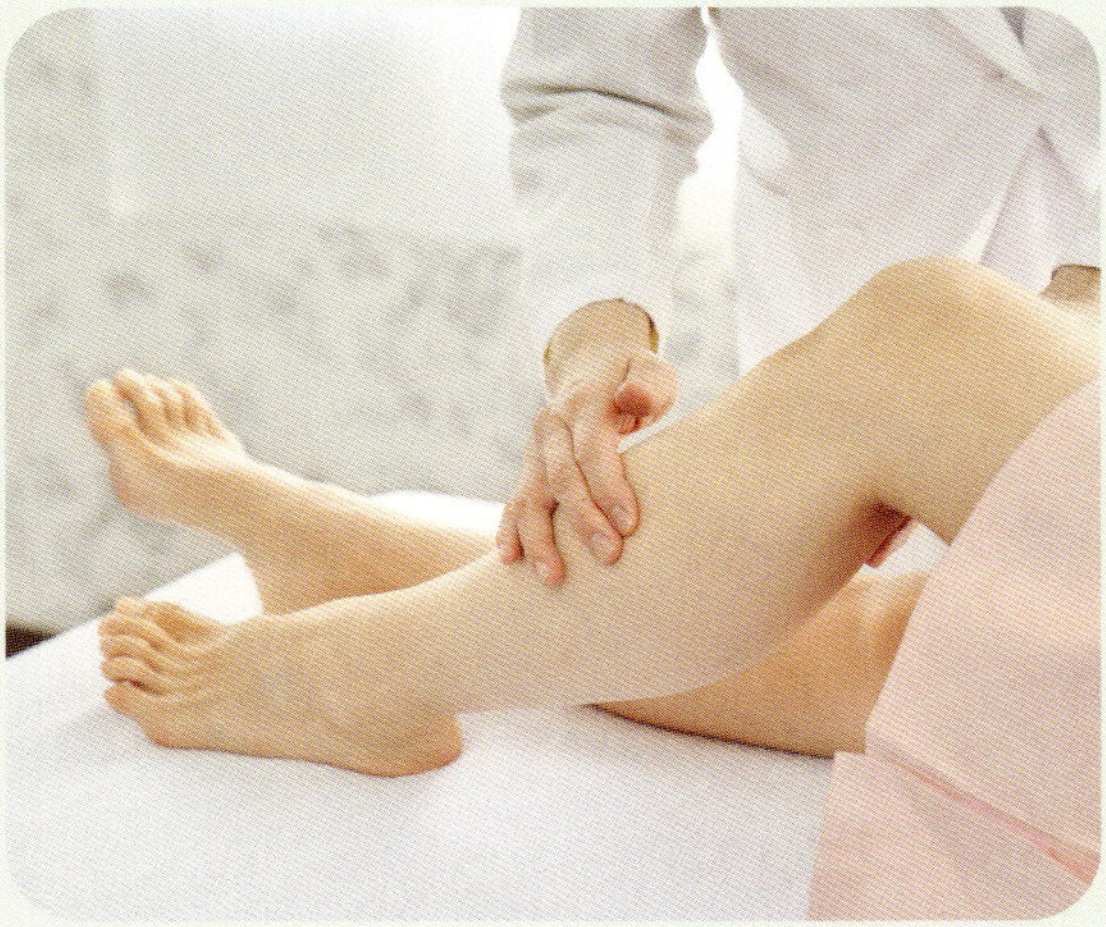

【ツボ押しで使う指のポイント】

ツボ押しでおもに使うのは親指ですが、自分でやるのか、人にやるのか、ツボの位置などによっても変わります。私がオススメするのは次の5つです。

親指や人差し指だけの時はツボにピンポイントに、人差し指と中指の時はツボ周辺にも刺激を与えます。指を重ねるのは、下の指をツボの位置に当てることだけに集中させ、押す力を重ねた指で調整するとやりやすいからです。

ツボの位置がわかりづらく、押していいのかどうか迷う場合は、手のひらでツボまわりを温めてあげるだけでもいいですよ。

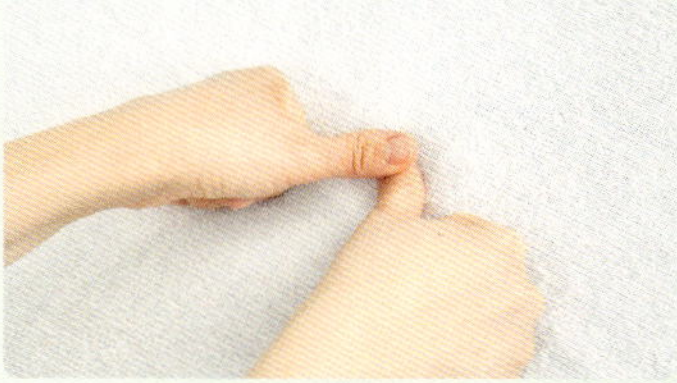
親指を重ねる

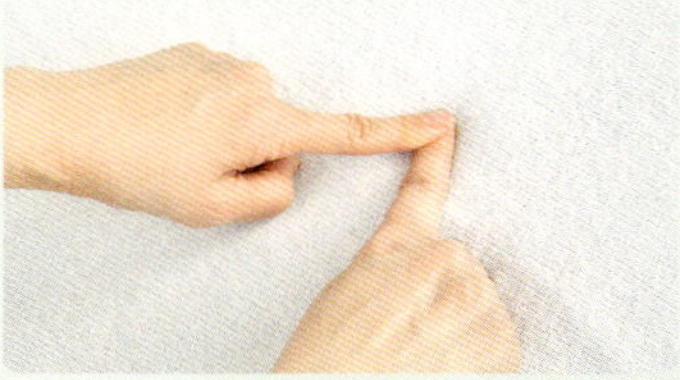
人差し指を重ねる

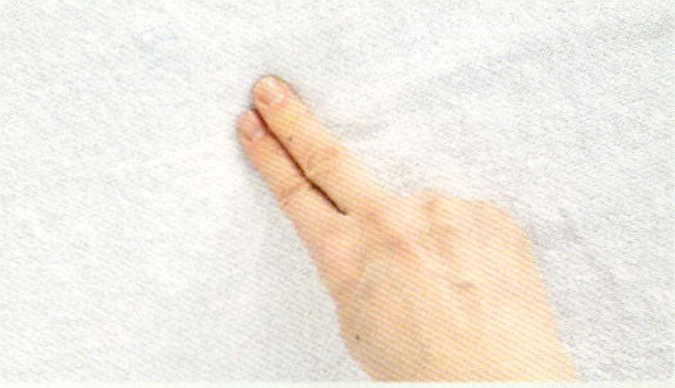
人差し指と中指で

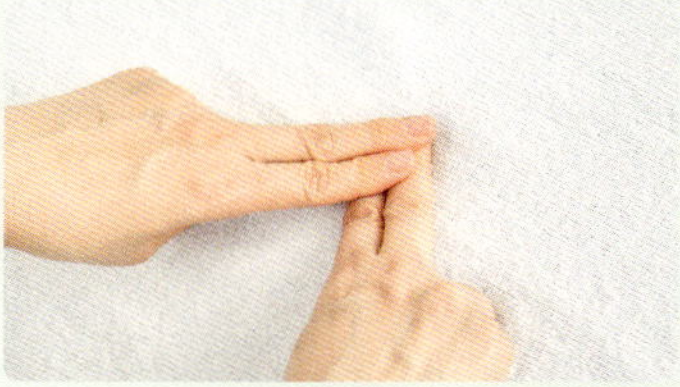
人差し指と中指を重ねる

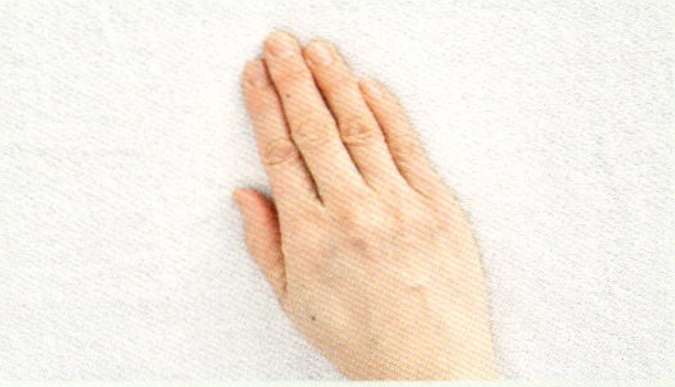
手のひらで温める

認知症10分ケア❶

足三里《あしさんり》

胃の働きをよくし、消化不良の改善、胃痛や腹痛の緩和。
脚の疲れ、むくみ、倦怠感、冷えなどの改善も見込める。
免疫機能もアップしてくれるツボ。

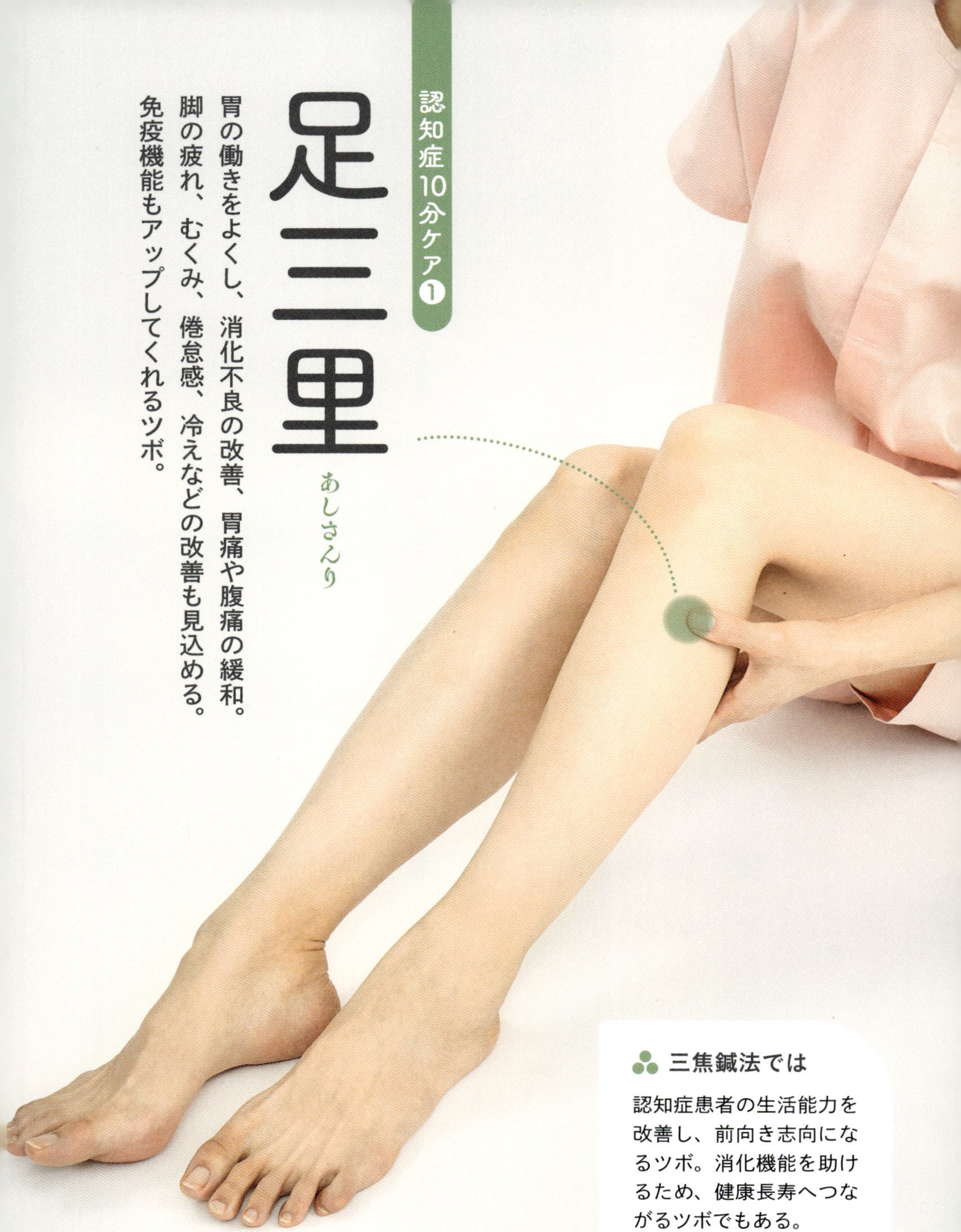

三焦鍼法では

認知症患者の生活能力を改善し、前向き志向になるツボ。消化機能を助けるため、健康長寿へつながるツボでもある。

足三里の見つけ方

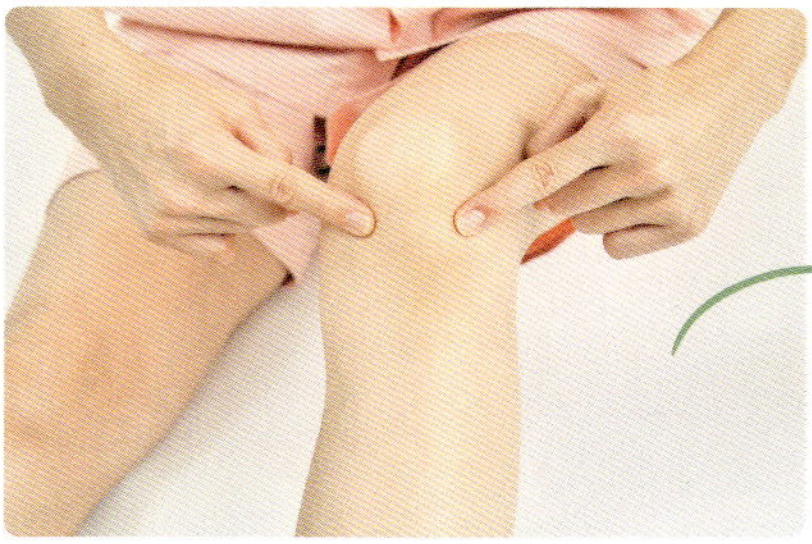

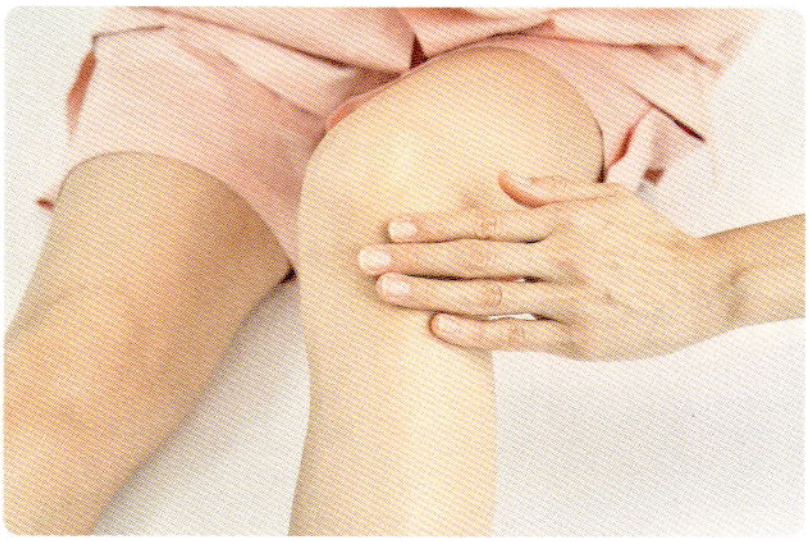

膝のお皿の下あたりに内側と外側にくぼみがある。

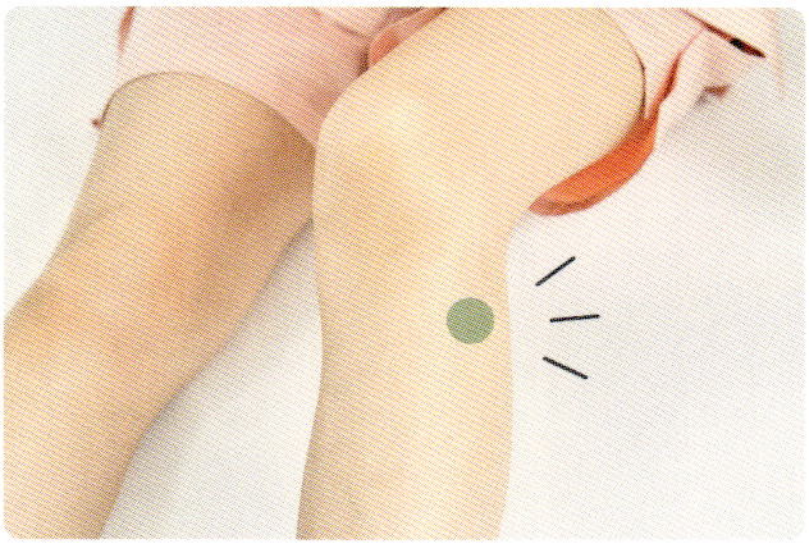

膝下の外側のくぼみから指4本分下、すねの骨の外側にあるのが足三里。

足三里の押し方

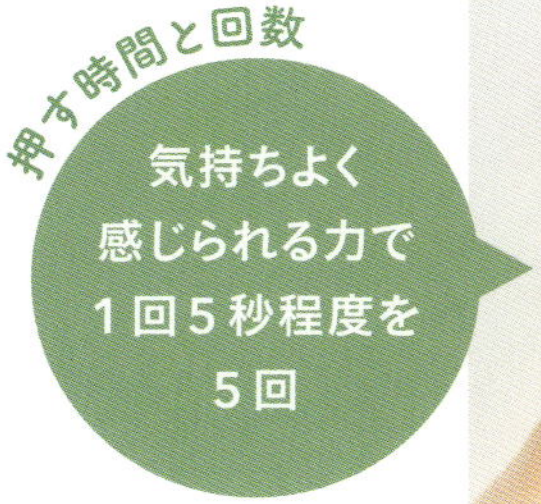
押す時間と回数
気持ちよく感じられる力で1回5秒程度を5回

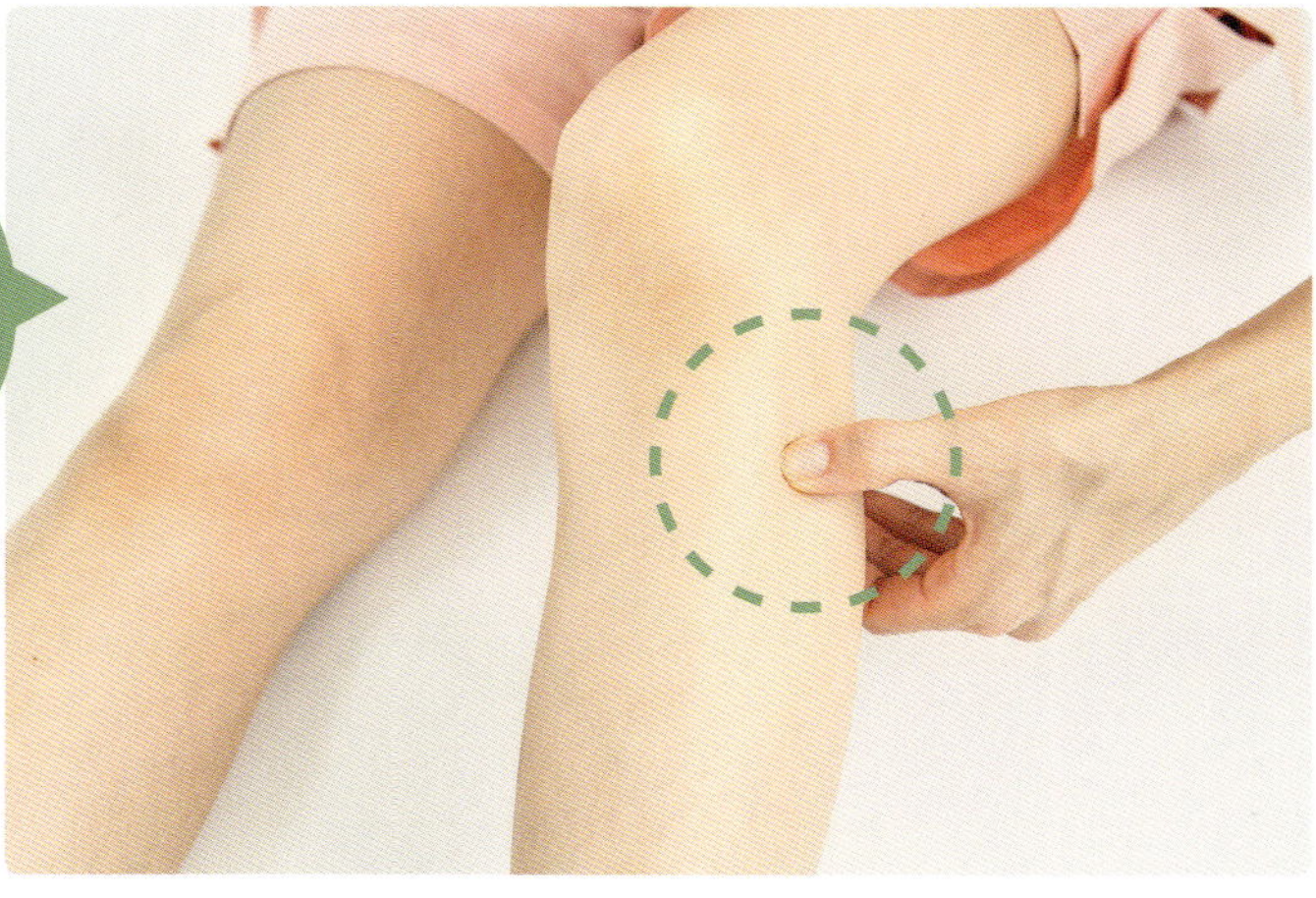

セルフでやる場合は右足なら右手の親指で押すとよい。家族にしてあげる場合は、両方の親指を重ねて押すと、安定して押しやすい。

認知症10分ケア❷

三陰交《さんいんこう》

生理痛、PMS（月経前症候群）などの婦人科系の不調の改善。下痢、便秘などの消化器系の不調、更年期症状の冷えやのぼせを改善してくれるツボ。

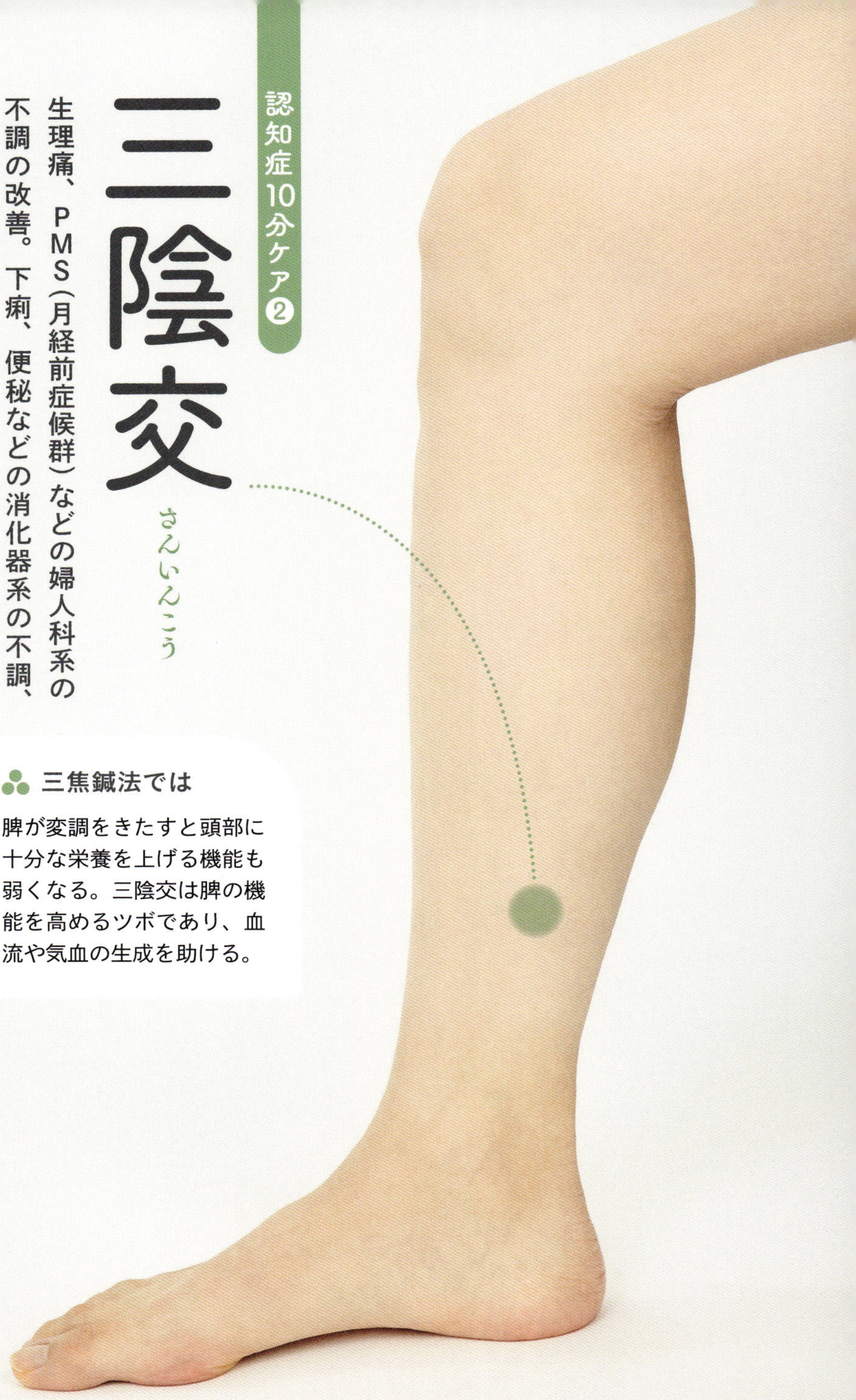

三焦鍼法では

脾が変調をきたすと頭部に十分な栄養を上げる機能も弱くなる。三陰交は脾の機能を高めるツボであり、血流や気血の生成を助ける。

三陰交の見つけ方

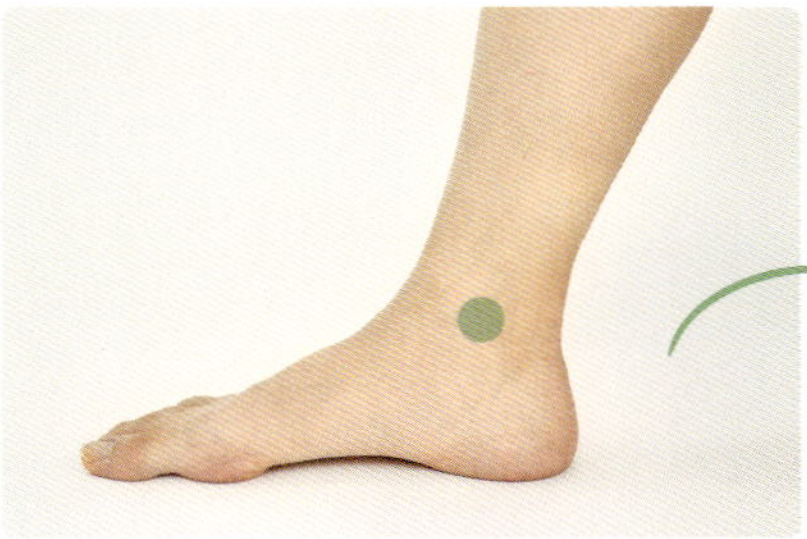

足の内くるぶしの頂点を起点にする。

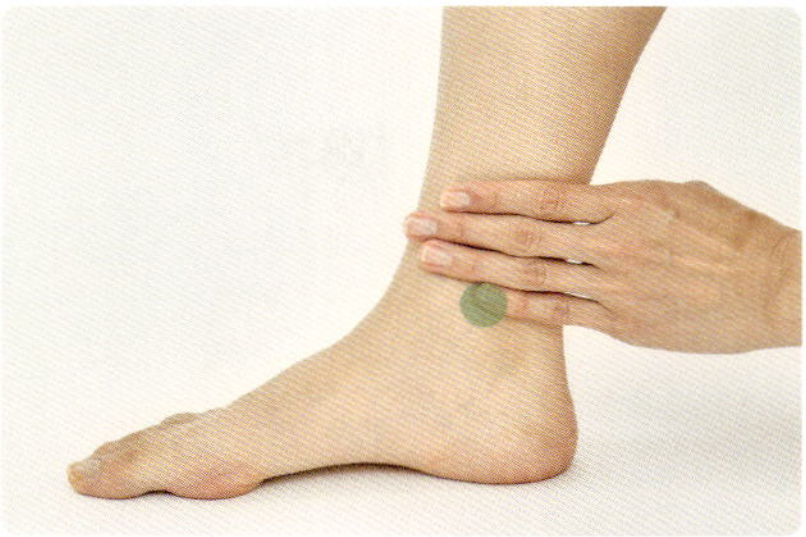

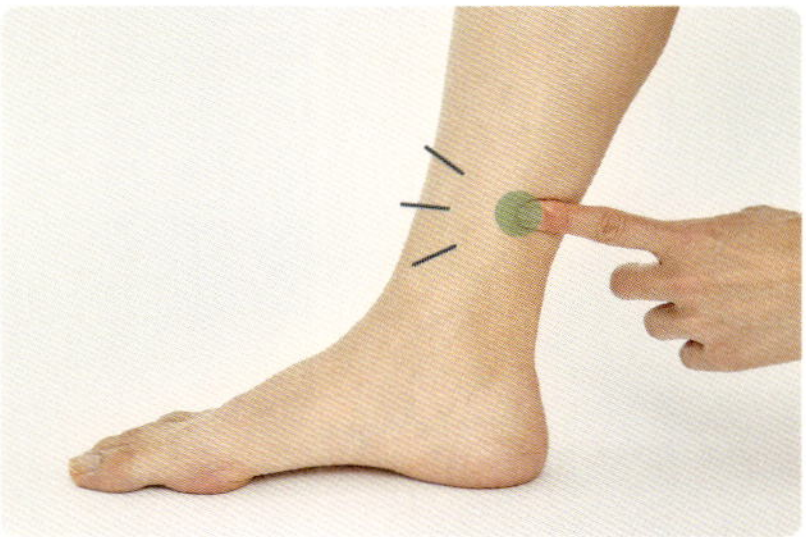

小指を起点に当て、小指、薬指、中指、人差し指の４本分上のところの骨の際が三陰交。

三陰交の押し方

押す時間と回数

気持ちよく感じられる力で1回5秒程度を5回

※押した時に痛みが出やすいので注意！

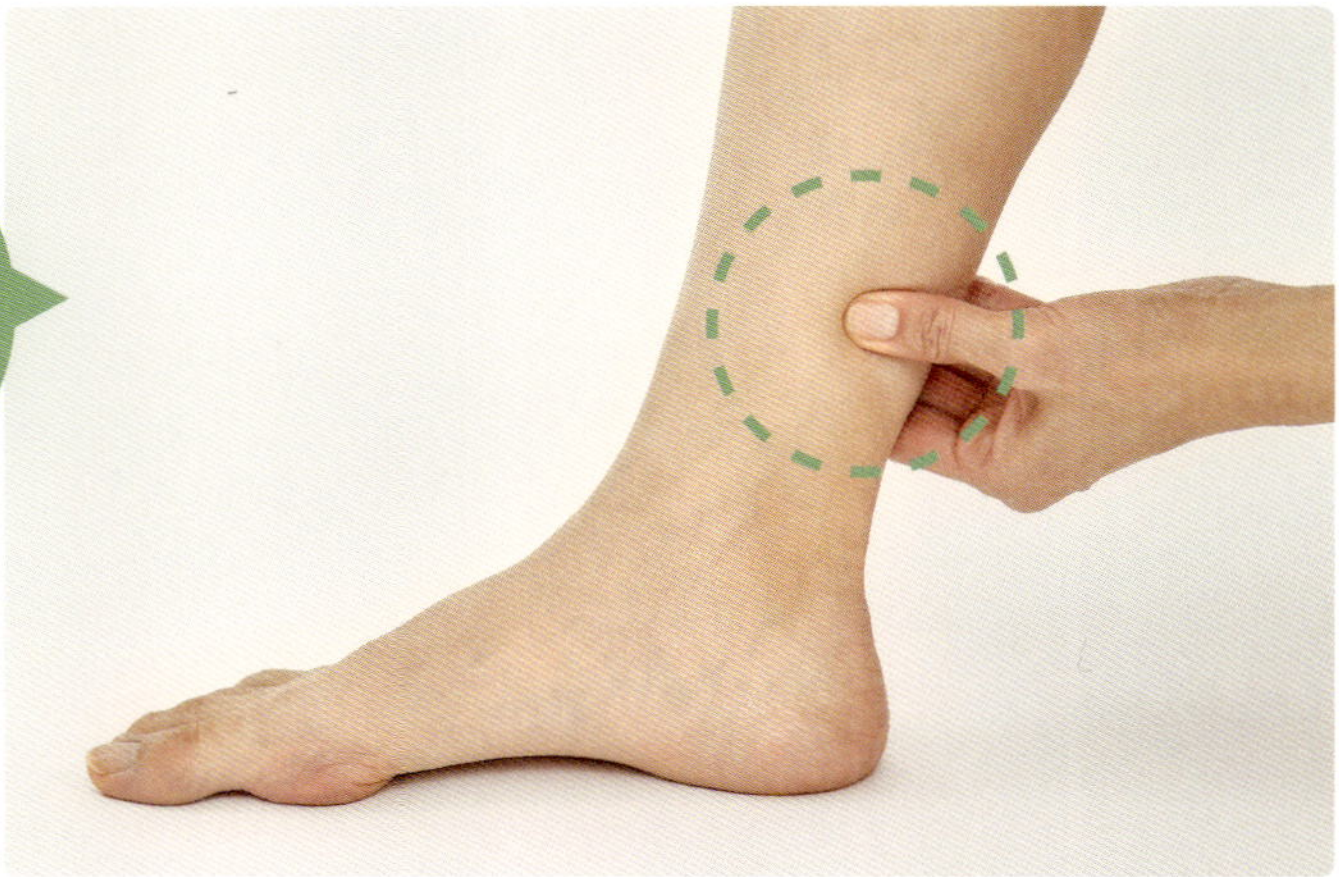

セルフでやる場合は右足なら右手の親指で押すとよい。家族にしてあげる場合は、両方の親指を重ねて押すと、安定して押しやすい。

認知症10分ケア③

太渓《たいけい》

歯痛、喉の痛み、せき、息切れ、胸の痛み、耳鳴り、月経不順や前立腺肥大などの改善。下半身の水分代謝を活発にして腎機能を高め、血行改善効果も。

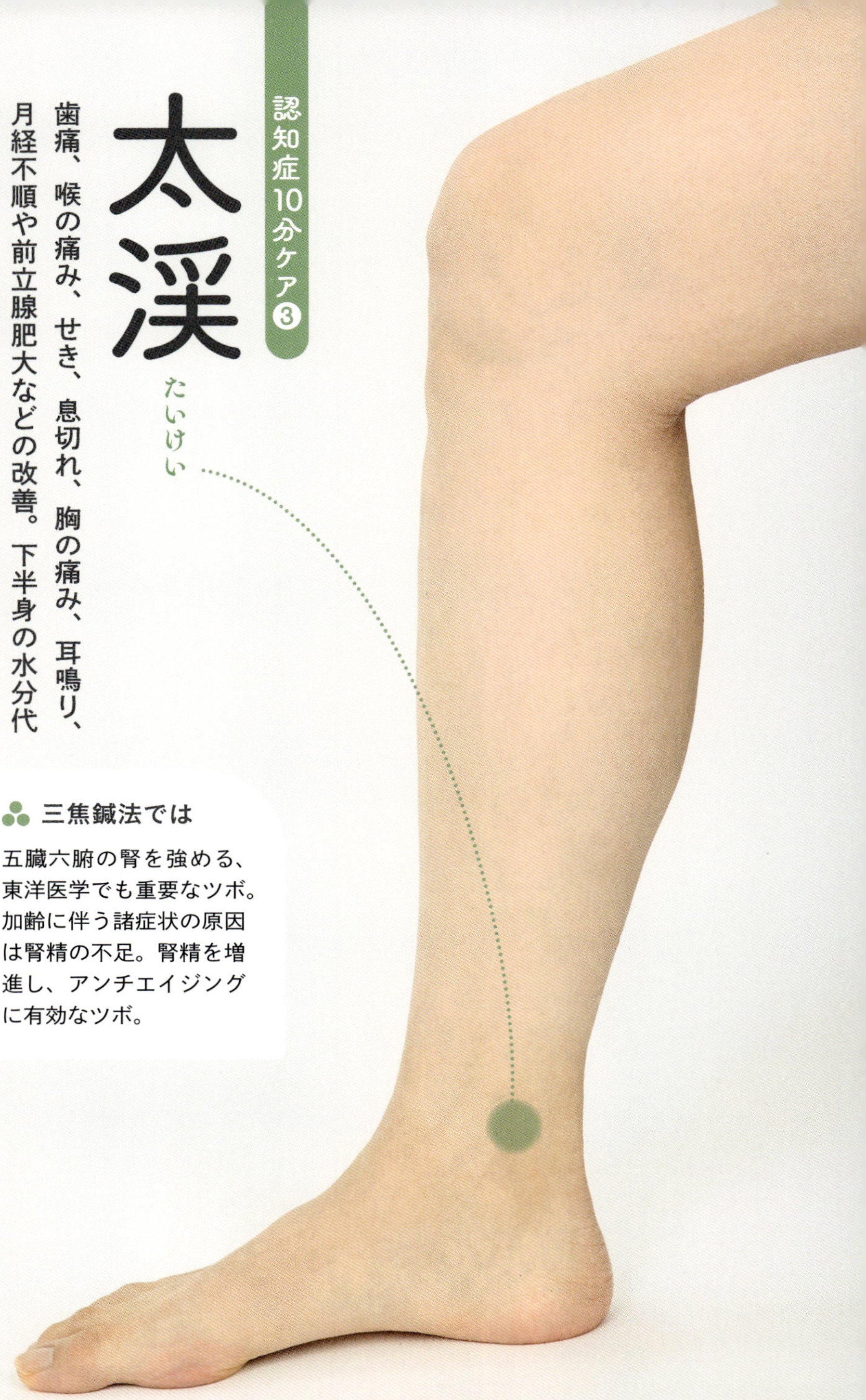

三焦鍼法では

五臓六腑の腎を強める、東洋医学でも重要なツボ。加齢に伴う諸症状の原因は腎精の不足。腎精を増進し、アンチエイジングに有効なツボ。

太渓の見つけ方

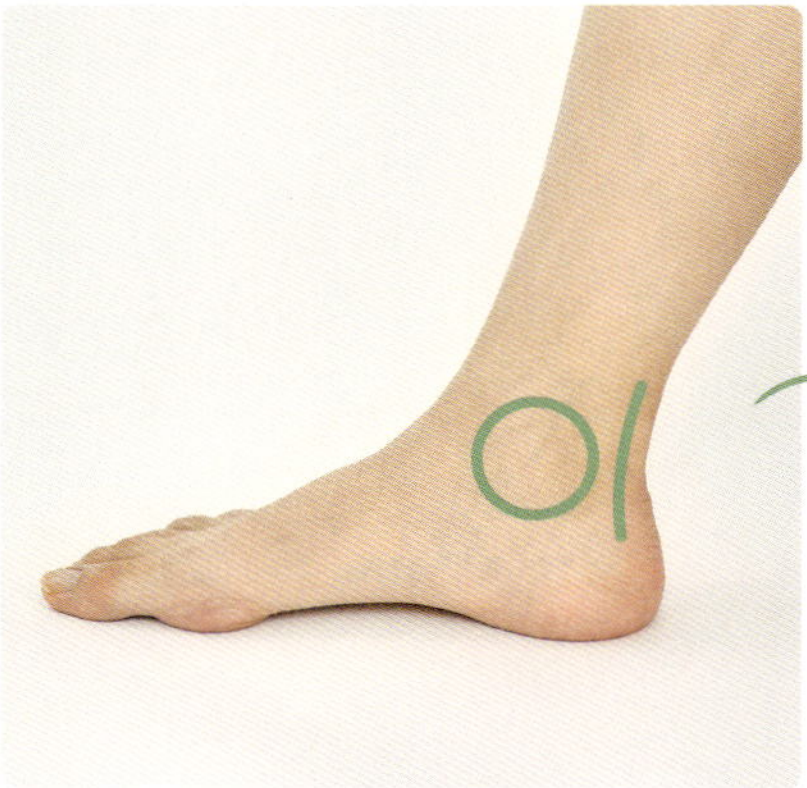

足の内くるぶしとアキレス腱を確認して。

大渓は若返りのツボともよんでいます！

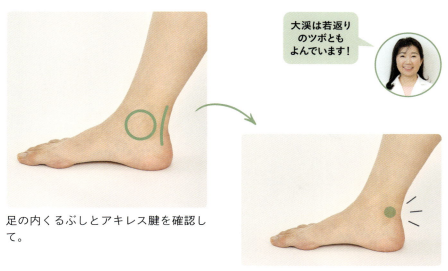

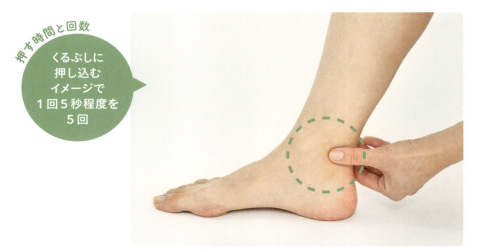

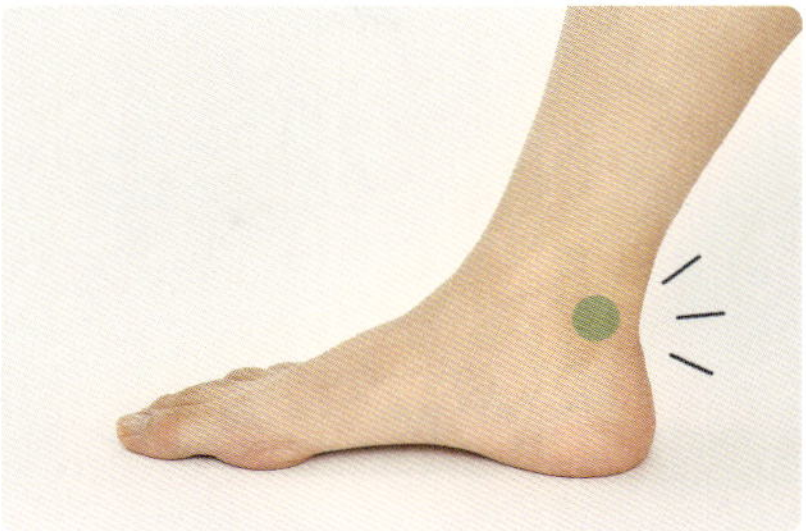

その間にあるくぼみが太渓。

太渓の押し方

押す時間と回数

くるぶしに押し込むイメージで1回5秒程度を5回

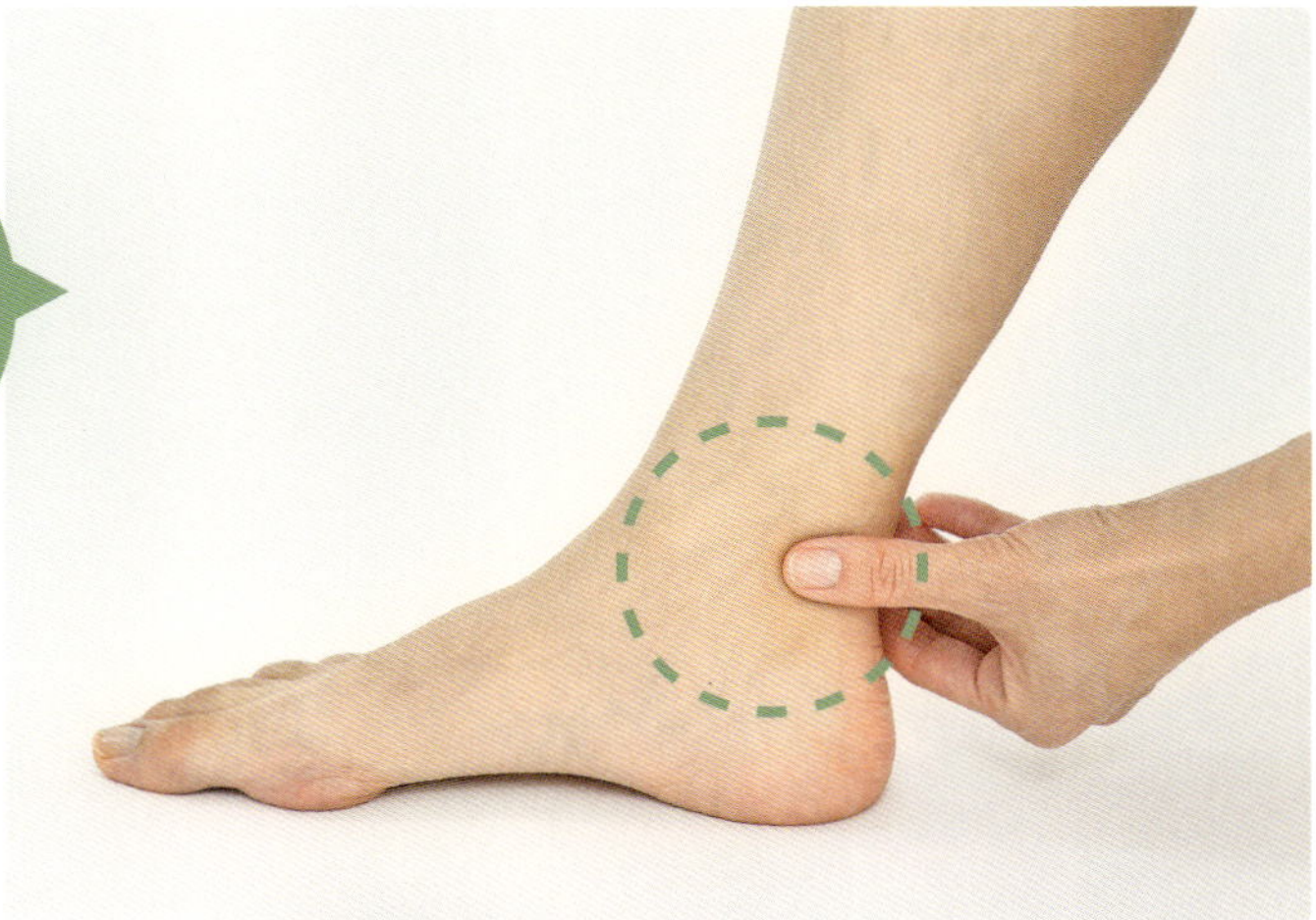

セルフでやる場合は親指を太渓に当て、人差し指でつまむようにやるとやりやすい。家族にしてあげる場合は、親指で押そう。

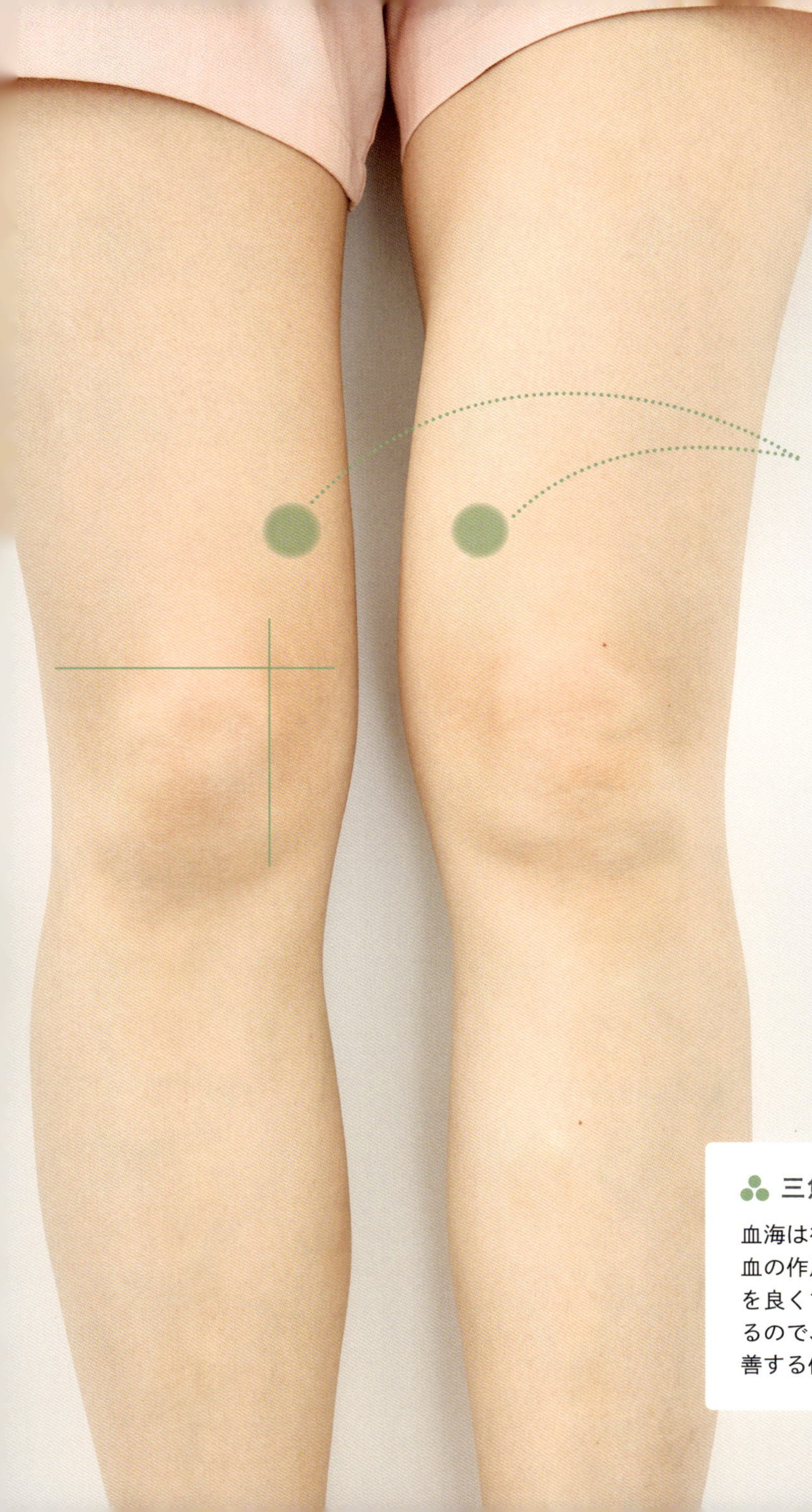

血海《けっかい》

生理痛、月経不順、冷え症など婦人科系の症状を改善する効果がある。腰痛、膝痛、足の疲れにも効果を発揮する。

三焦鍼法では

血海は行血・養血・調血の作用、つまり血流を良くする効果を高めるので、脳の働きを改善する作用がある。

血海の見つけ方

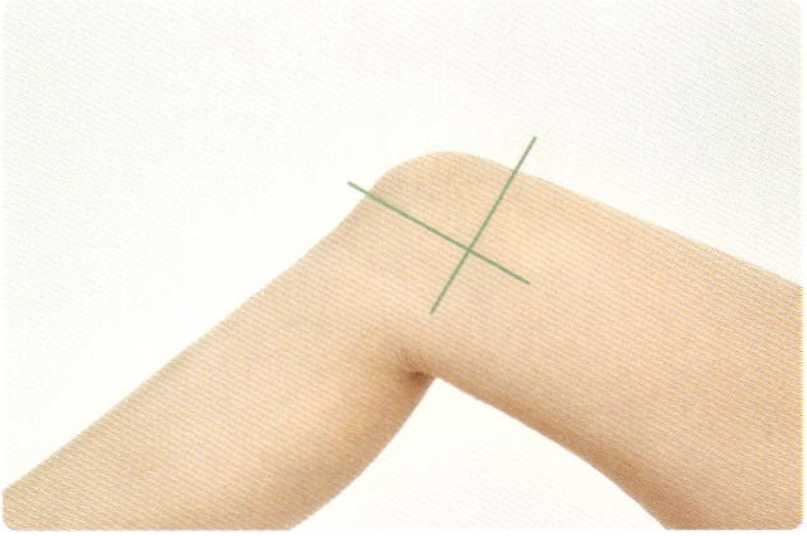

膝のお皿の上端と内側の端を起点にする。

イスに座っている時も簡単に押せます！

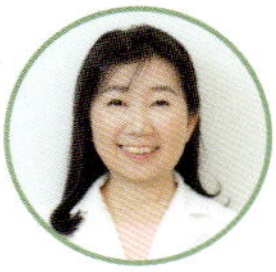

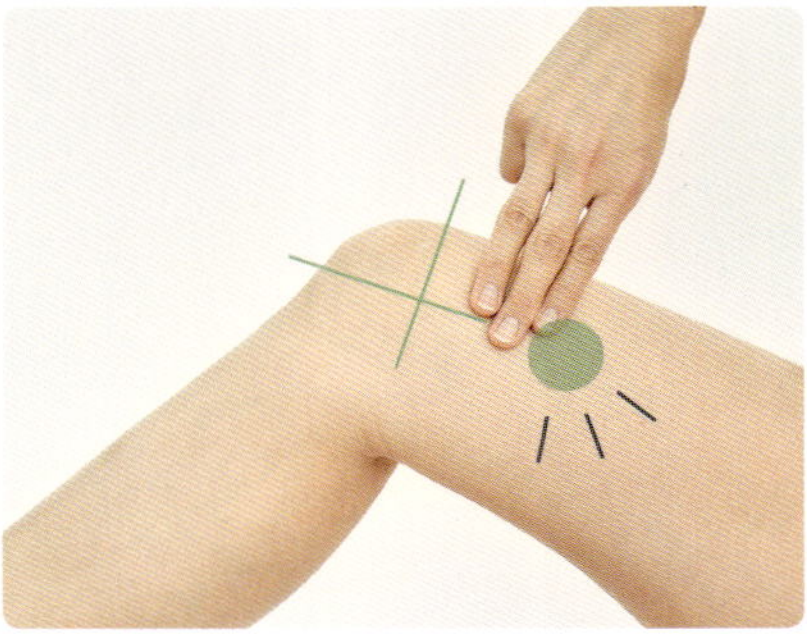

そこから人差し指、中指、薬指の3本分上、大腿骨の脇にあるツボ。

血海の押し方

押す時間と回数

3秒かけて押し、3秒キープ。3秒かけて離す。これを5回くり返そう。

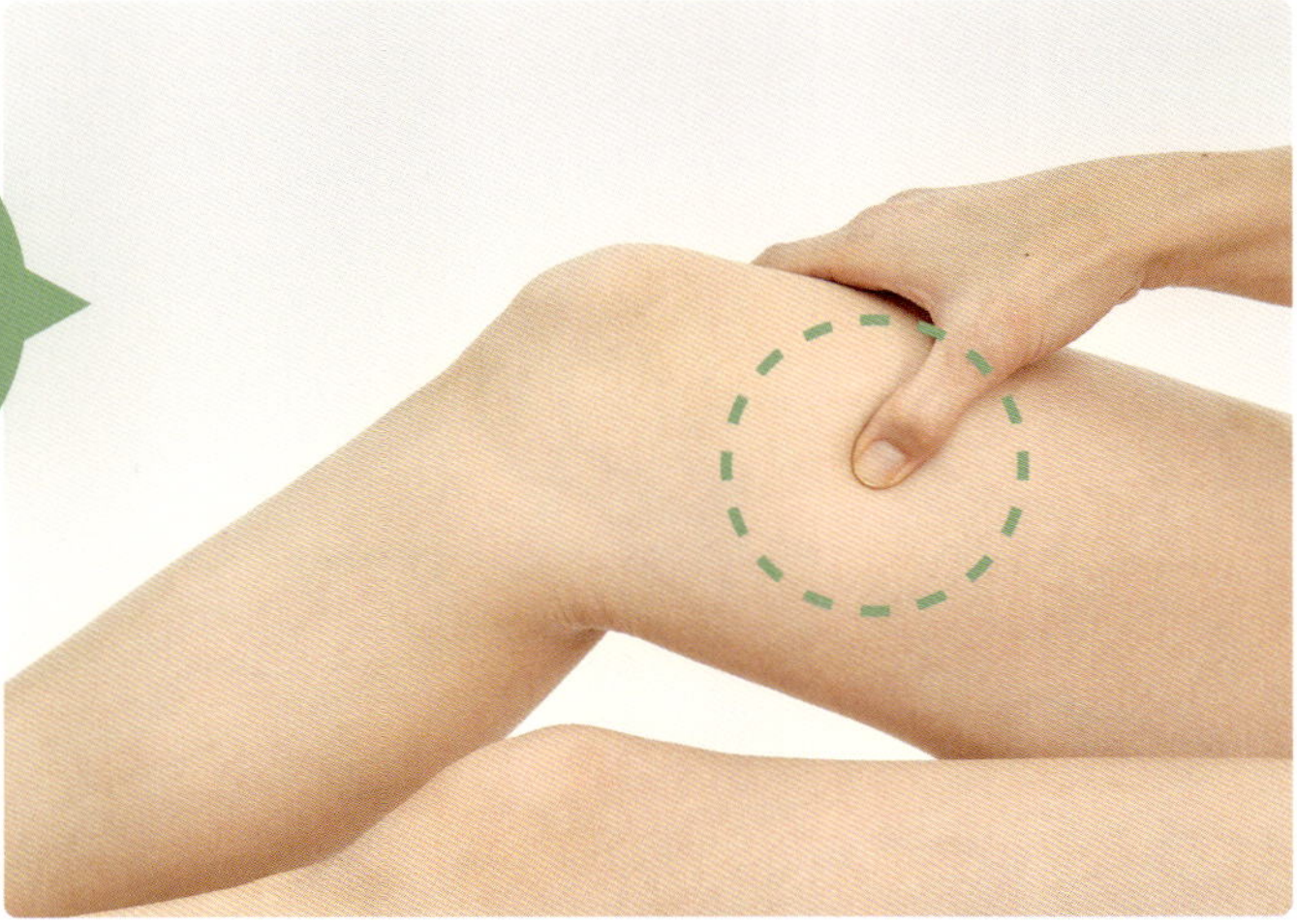

両方の親指を重ねて血海に当て、ゆっくり押し込み、3秒キープ。その後ゆっくり両方の親指を離そう。

外関《がいかん》

頭痛、めまい、顔のむくみ、目の痛みの改善のほか、美肌効果、免疫力向上に役立つ。手の痛みの改善、疲労回復やストレスの緩和も。

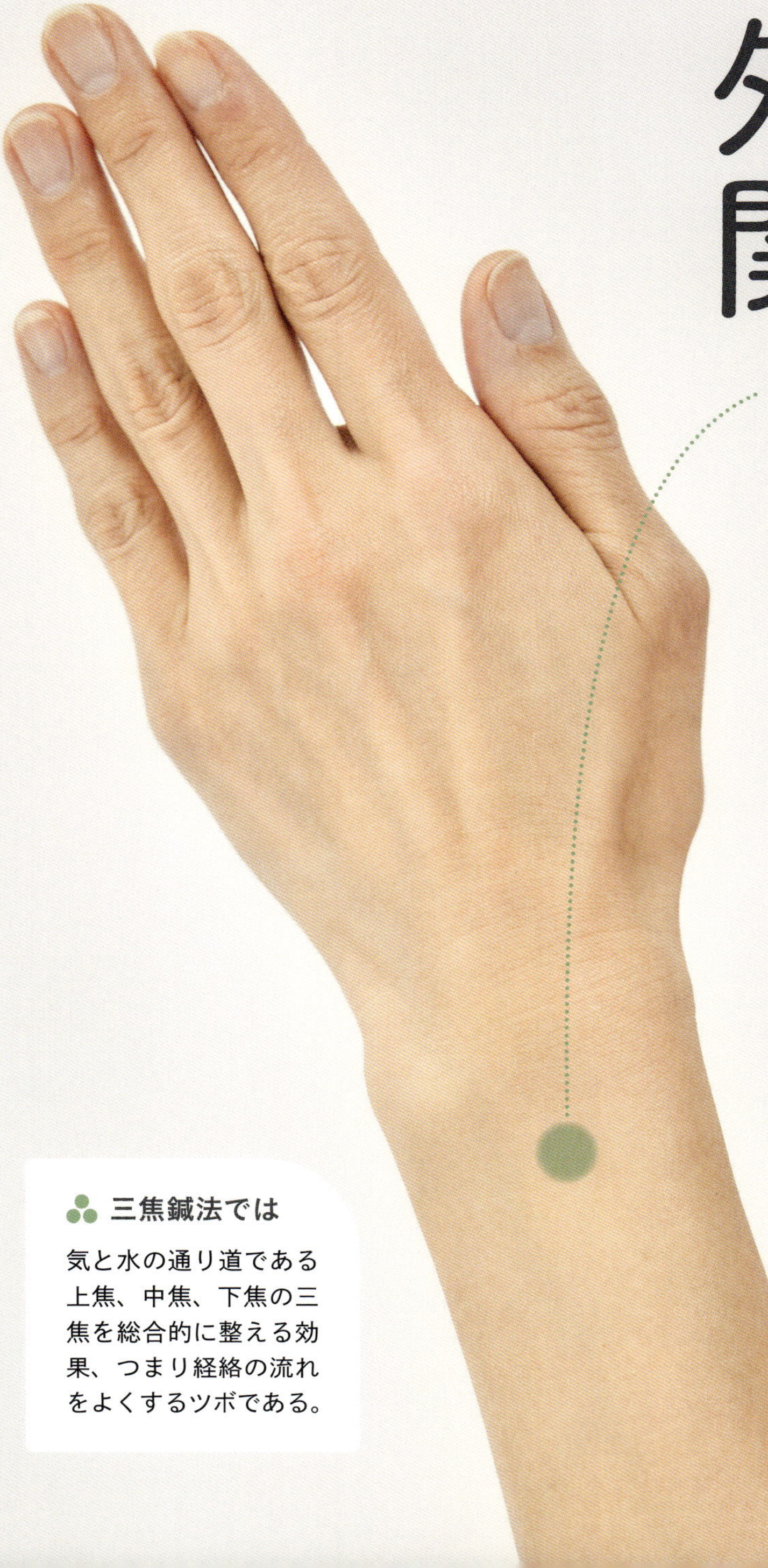

三焦鍼法では

気と水の通り道である上焦、中焦、下焦の三焦を総合的に整える効果、つまり経絡の流れをよくするツボである。

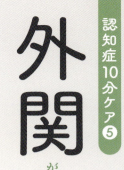

外関の見つけ方

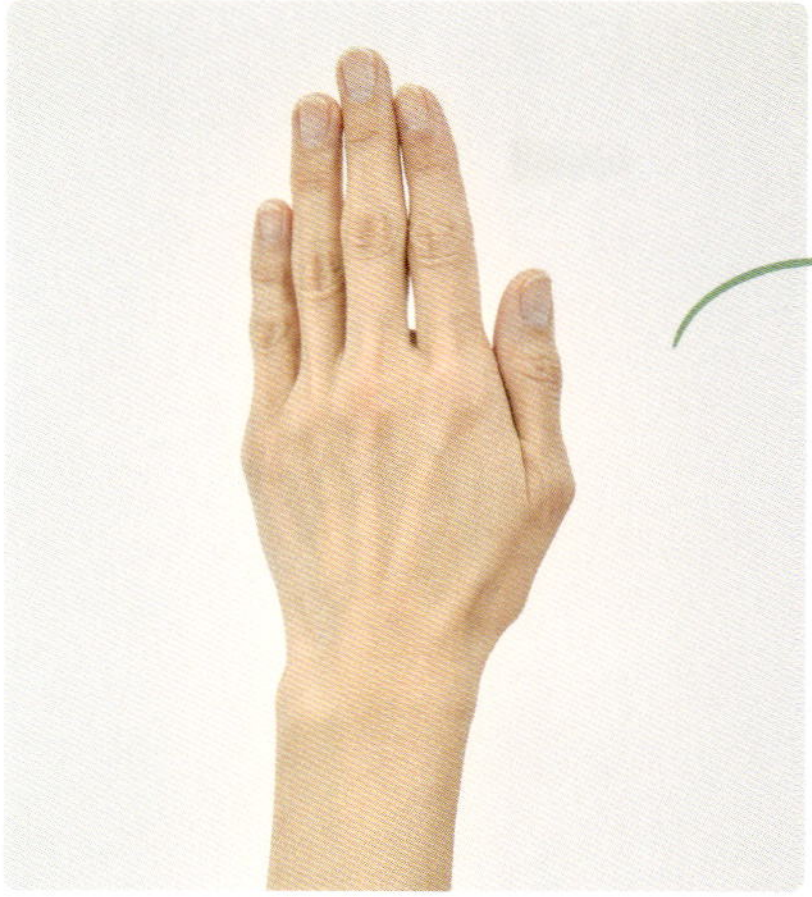

手のひらを下に向けて、手の甲と手首の境目にあるしわを起点にする。

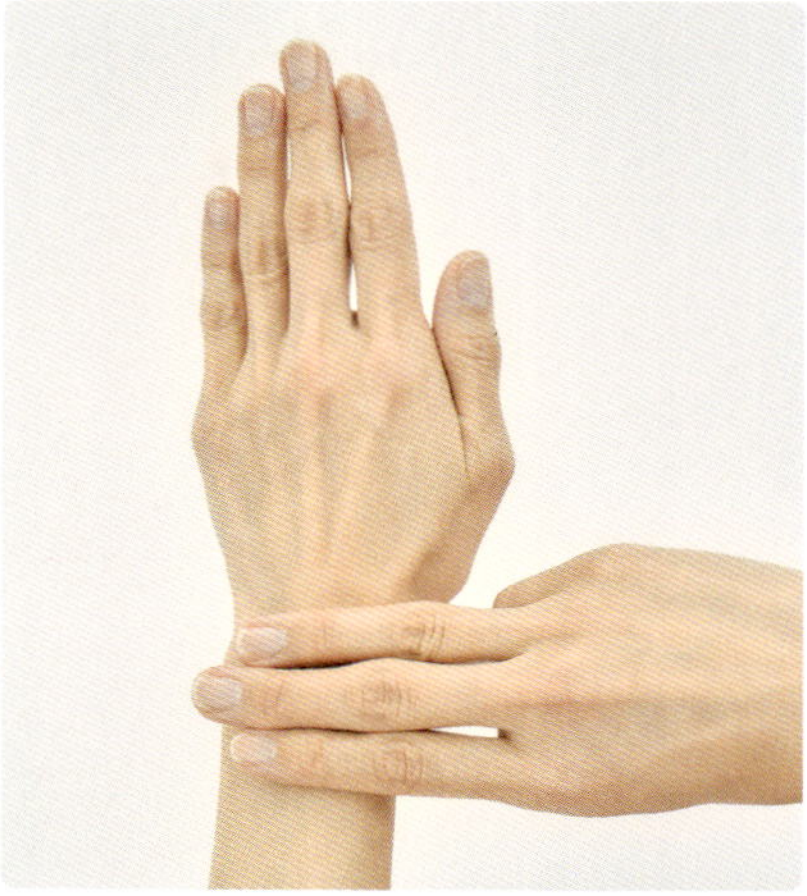

そこから人差し指、中指、薬指の3本分ひじ側へ進んだ腕の中央部分に外関がある。

外関の押し方

押す時間と回数

気持ちよく感じられる力で1回5秒程度を5回

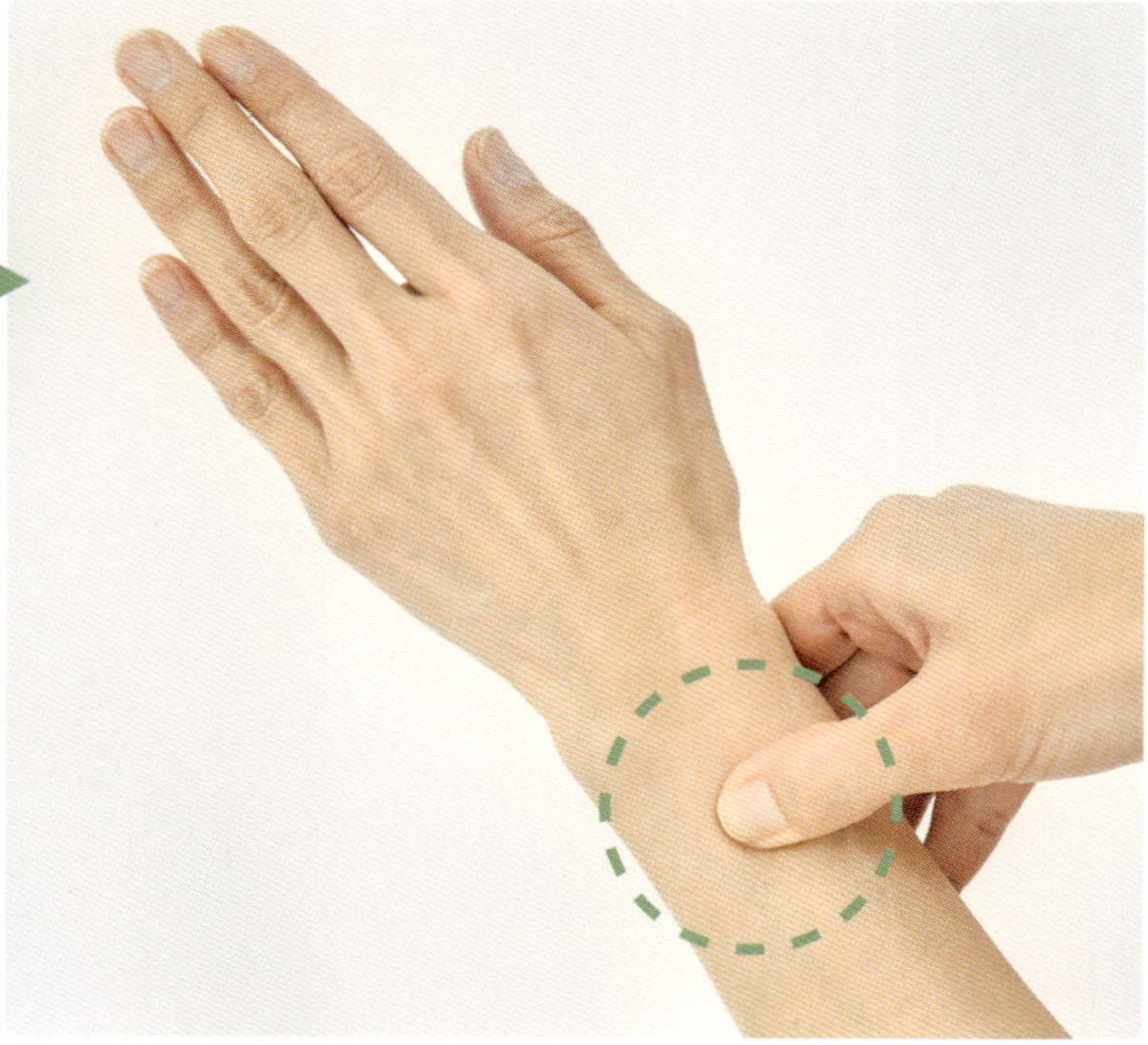

セルフでやる場合は右腕なら左手の親指で押すとよい。家族にしてあげる場合は、両方の親指を重ねて押すと、安定して押しやすい。

認知症10分ケア⑥

膻中《だんちゅう》

動悸や息切れを取り除くなど心肺機能を調整するツボ。緊張や不安を和らげ、精神を安定させたり、呼吸を整えるのに役立つ。

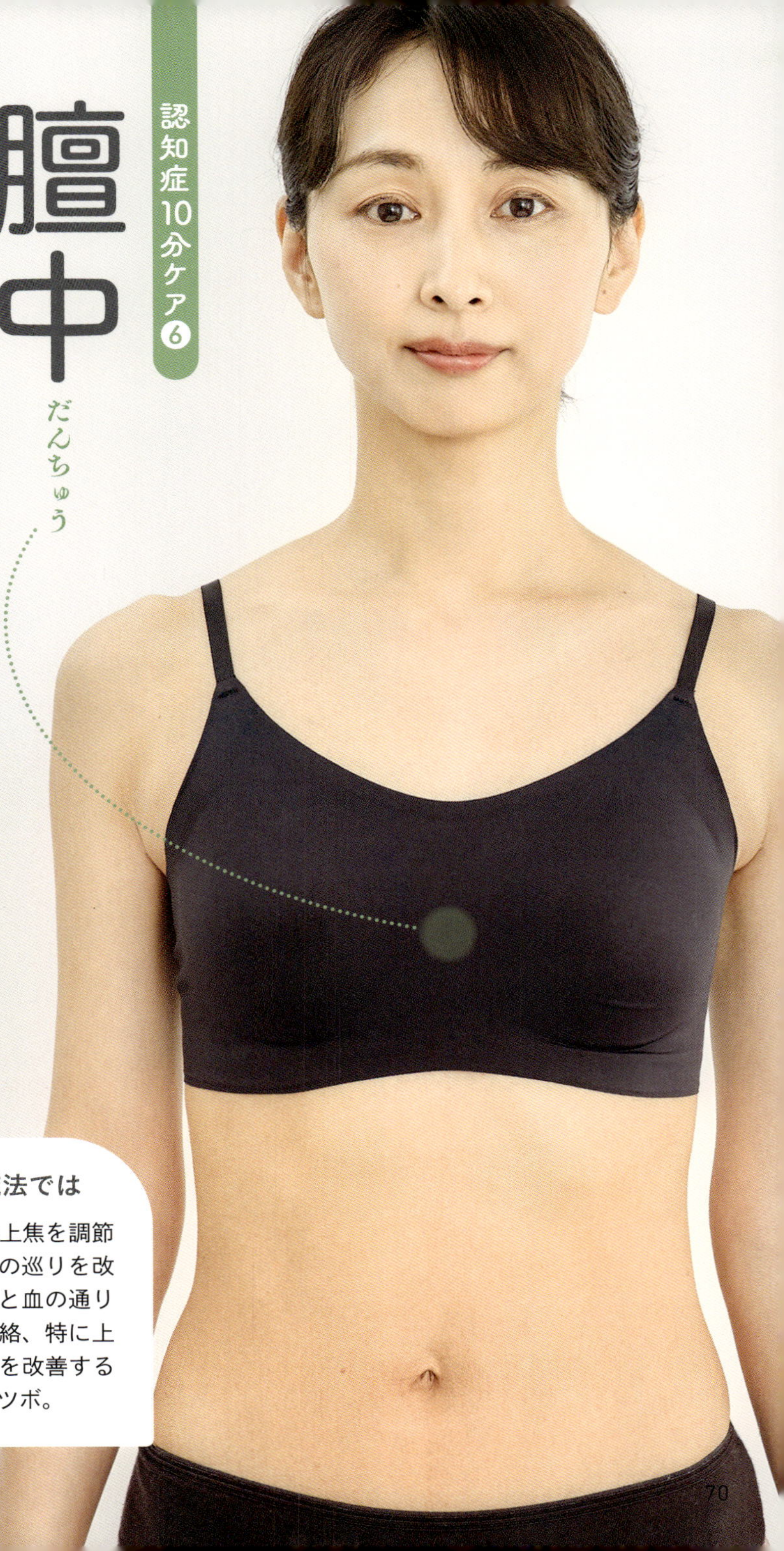

三焦鍼法では

三焦の１つ上焦を調節し、気と血の巡りを改善する。気と血の通り道である経絡、特に上半身の滞りを改善する効果があるツボ。

膻中の見つけ方

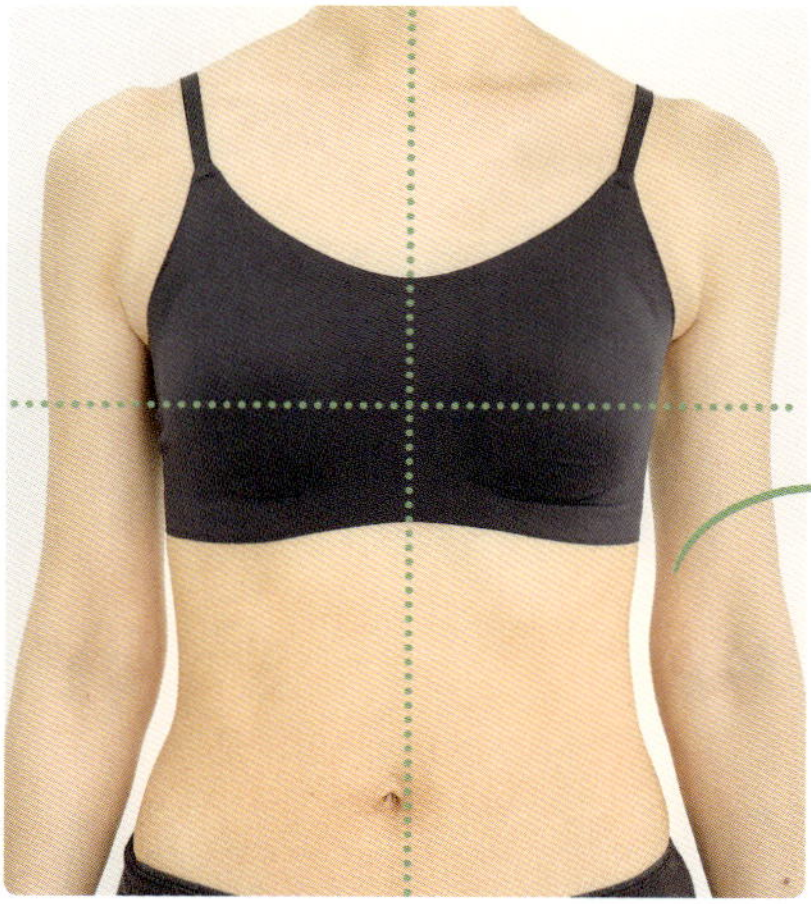

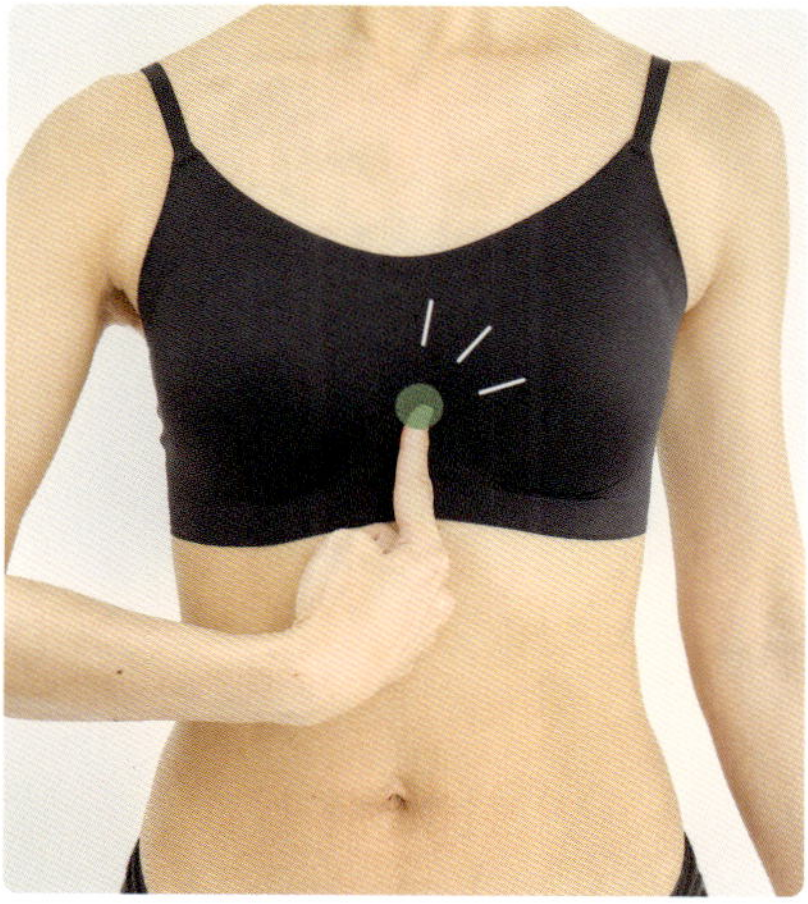

胸骨の中心をはしる縦のライン（前正中線）と左右の乳首を結ぶラインの交点にある。

交点は胸骨の真上になり、そこが膻中というツボになる。

膻中の押し方

押す時間と回数

呼吸を整えて
やさしく
1分程度
押さえる

※押す力が強いと痛みが出るので注意！

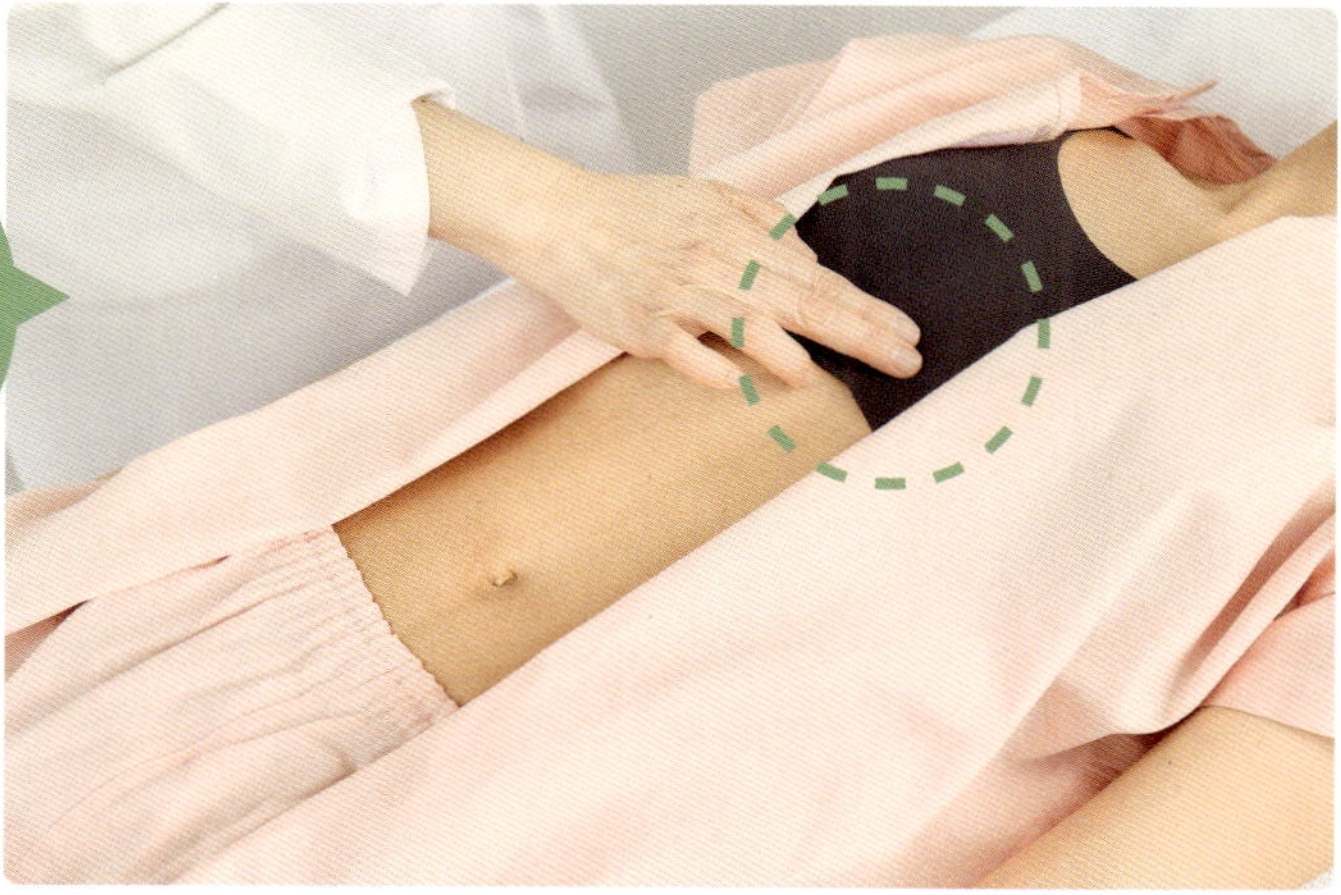

セルフでやる場合は人差し指と中指を膻中に当て、指の腹でやさしく押す。家族にしてあげる場合も人差し指と中指の指の腹でやさしく押す。

認知症10分ケア⑦

中脘《ちゅうかん》

胃もたれ、便秘、食欲不振などに効果があり、胃腸を調整し、消化機能がアップする。ストレス太りや夏バテなどの症状を改善する効果も。

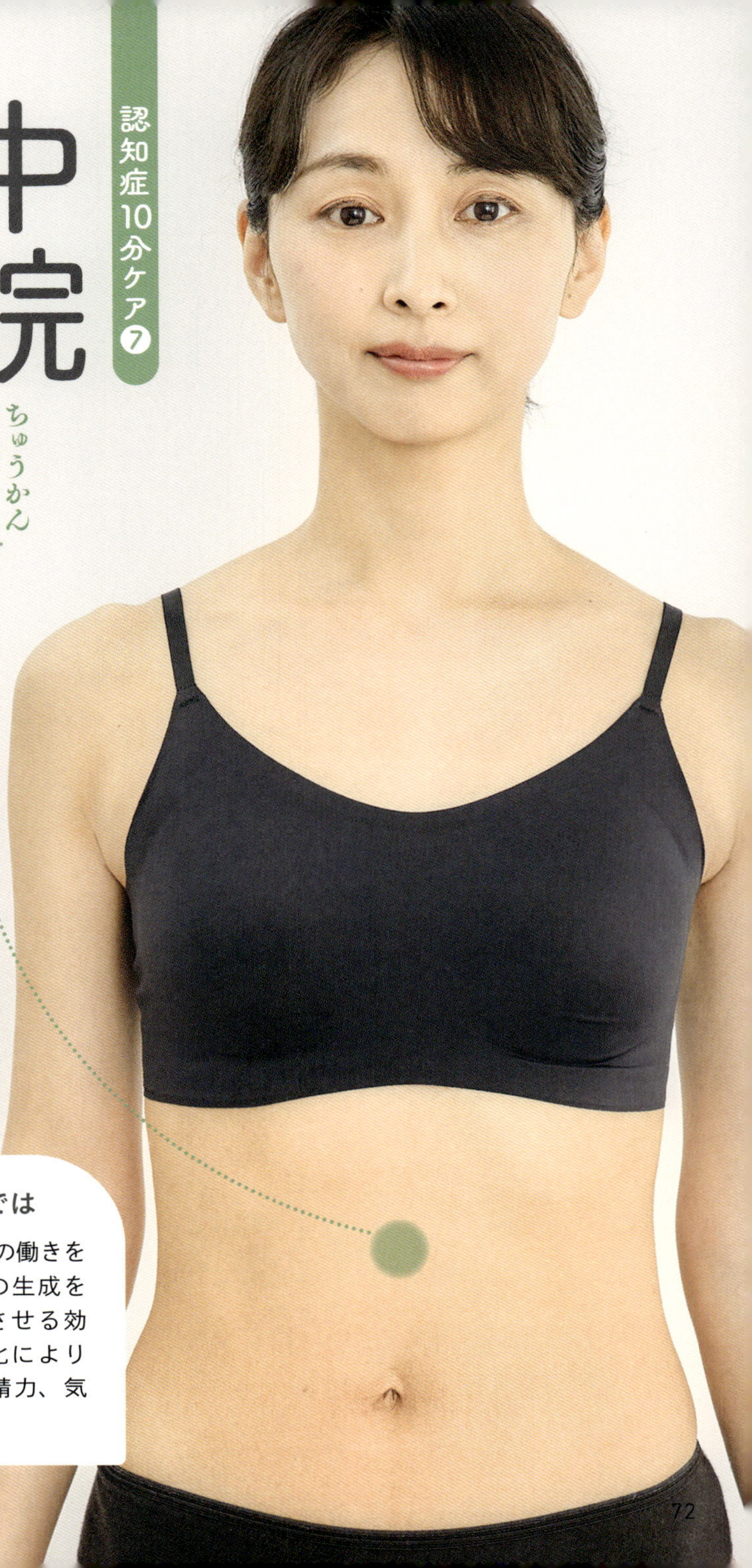

三焦鍼法では

三焦の1つ中焦の働きを強化して気力の生成を促し、活性化させる効果がある。老化により不足している精力、気力を養うツボ。

中脘の見つけ方

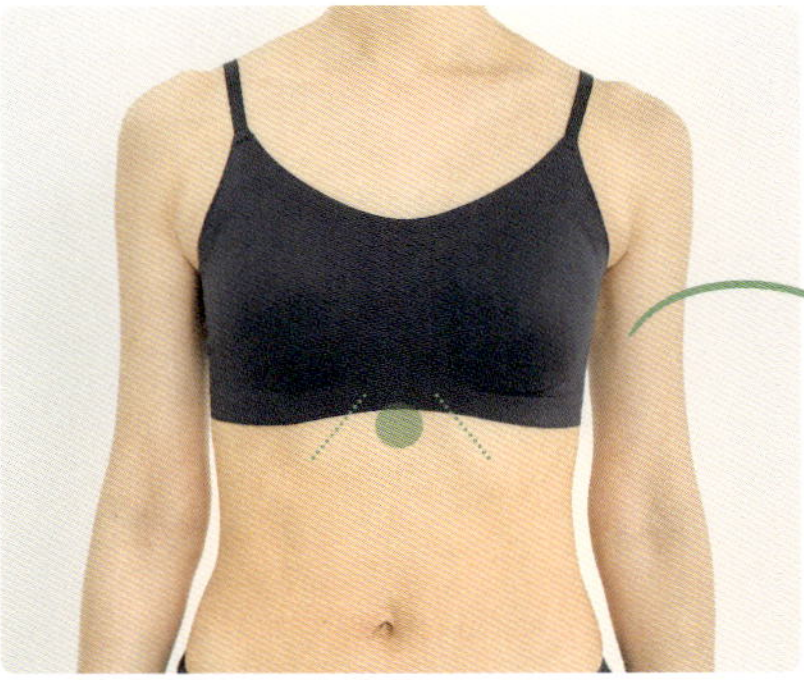

胸骨下部のくぼみに、みぞおちがあります。

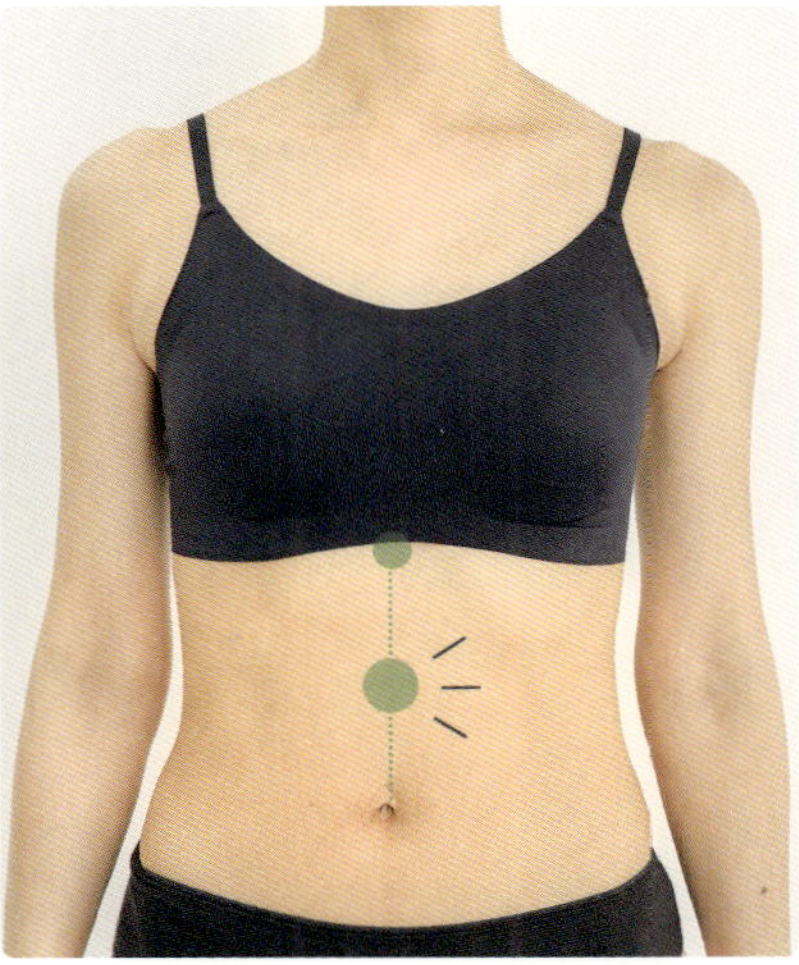

みぞおちとおへそのちょうど中間の位置にあるのが膻中。

中脘の押し方

押す時間と回数

腹式呼吸でお腹がへこむ時に3秒程度押すを5回

※お腹のふくらみに合わせて指を戻し、へこむ時に指で押そう！

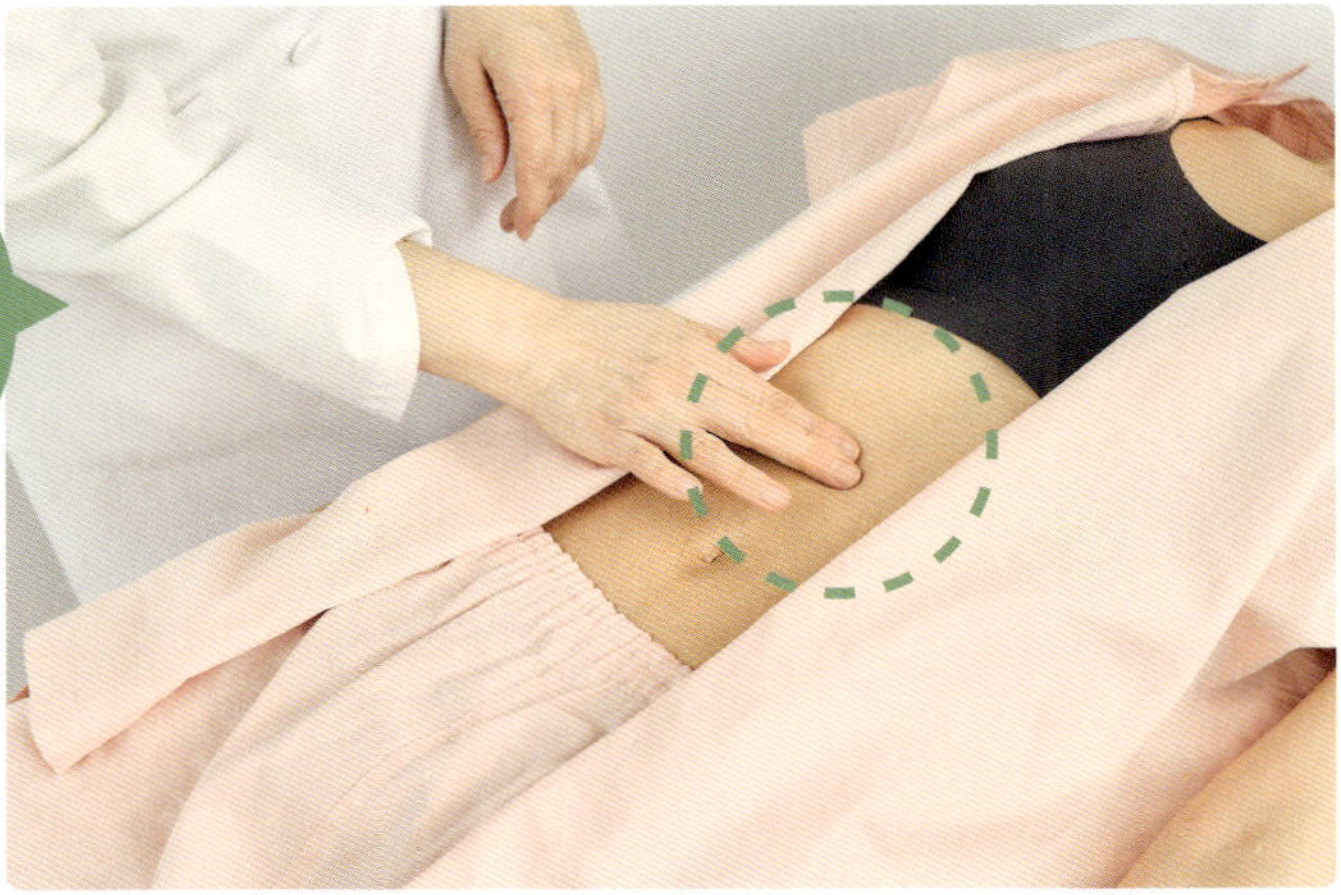

セルフでやる場合は人差し指と中指を中脘に当て、指の腹でやさしく押す。家族にしてあげる場合は両方の人差し指と中指を重ねて、指の腹でやさしく押す。

気海《きかい》

女性ホルモンのバランスを整え、下腹部の血流を促進する。冷え性や生理痛の軽減、消化機能の不調を改善、老廃物の排出を促し新陳代謝がアップ。

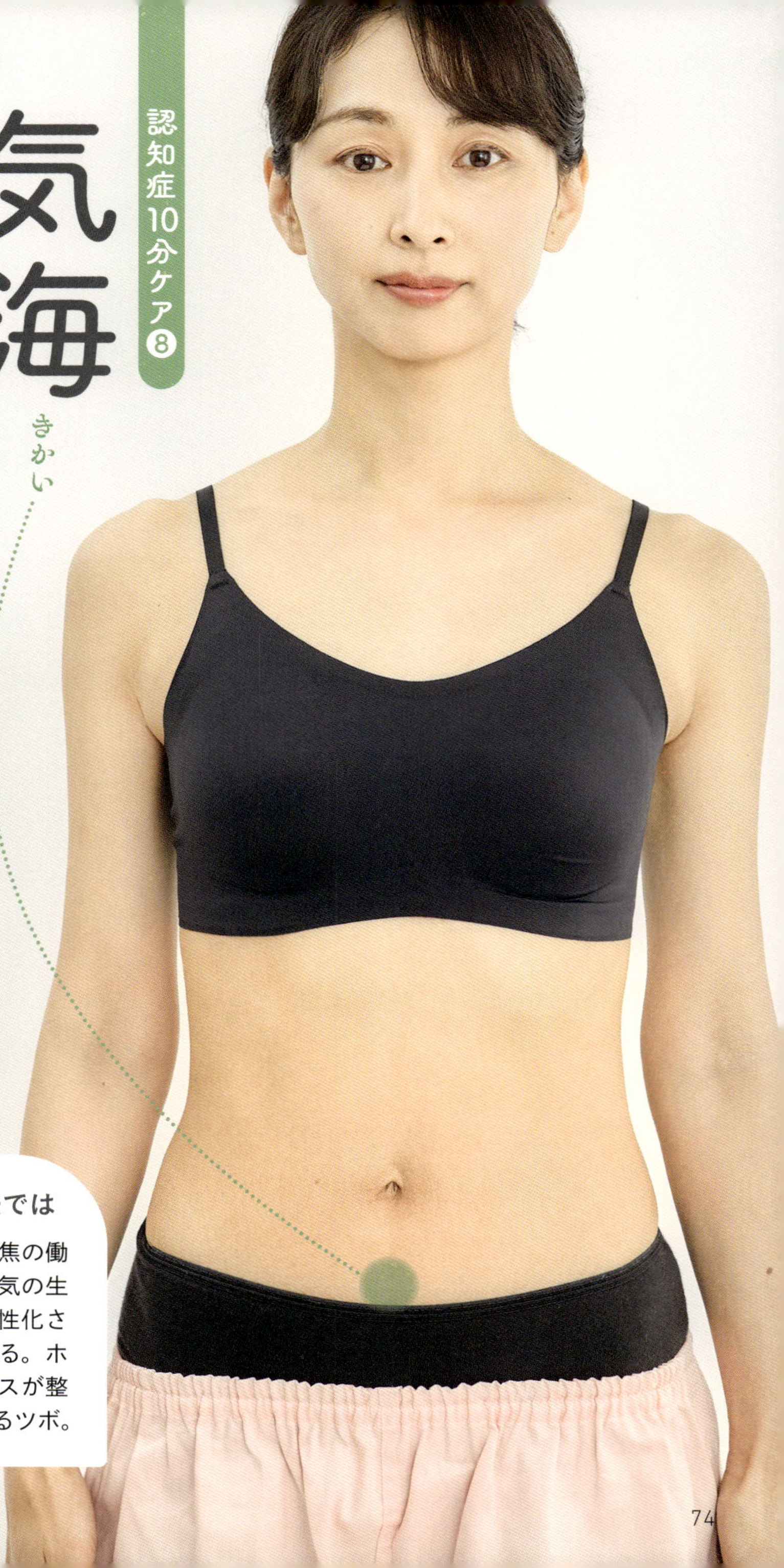

三焦鍼法では

三焦の１つ下焦の働きを強化して気の生成を促し、活性化させる効果がある。ホルモンバランスが整い、元気になるツボ。

気海の見つけ方

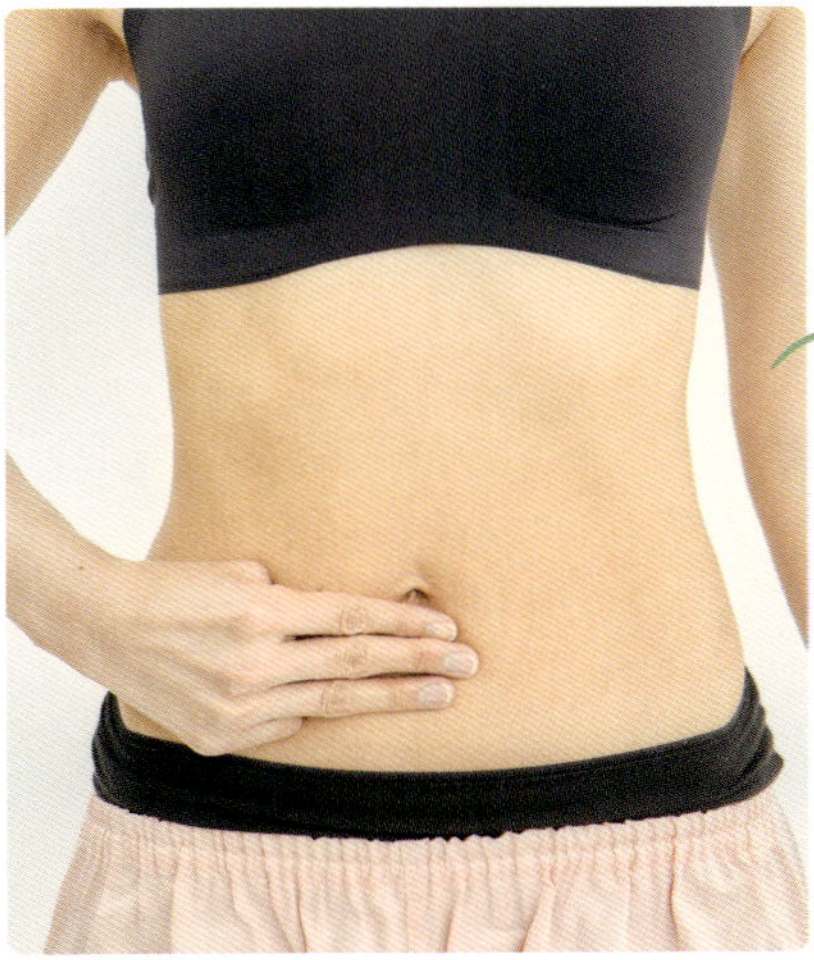

おへその真下に人差し指を当て、中指、薬指を当てる。

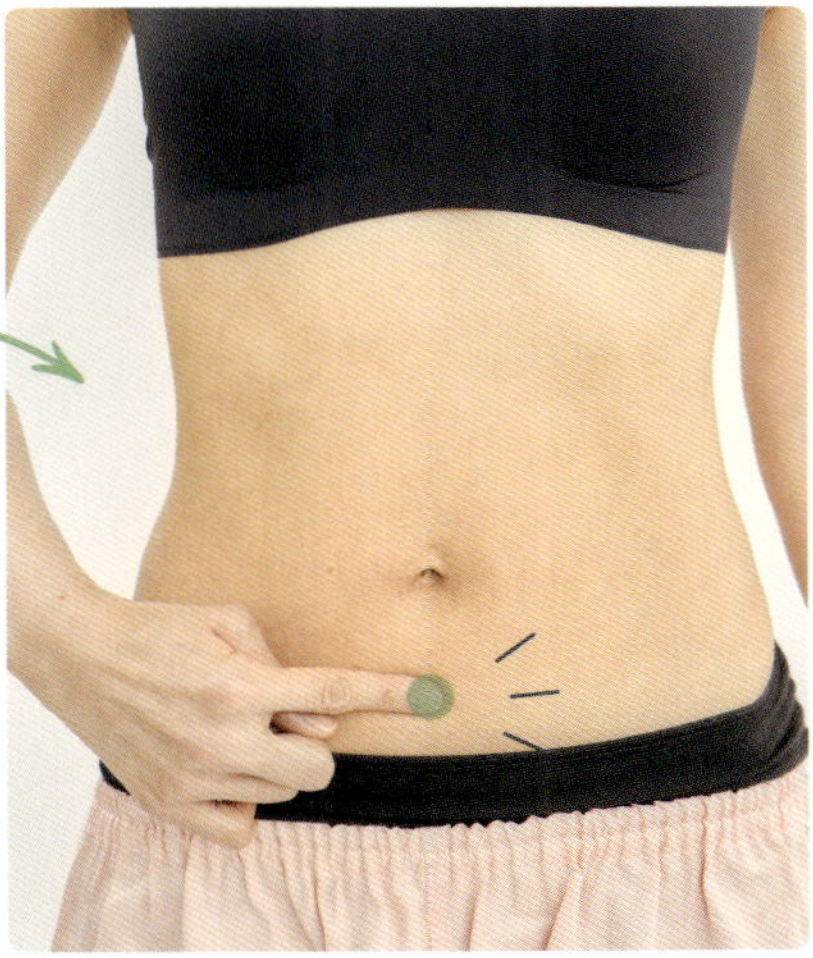

当てた薬指の真下にあるツボが気海。

気海の押し方

押す時間と回数

ゆっくり
じんわりと
1回5秒程度を
5回

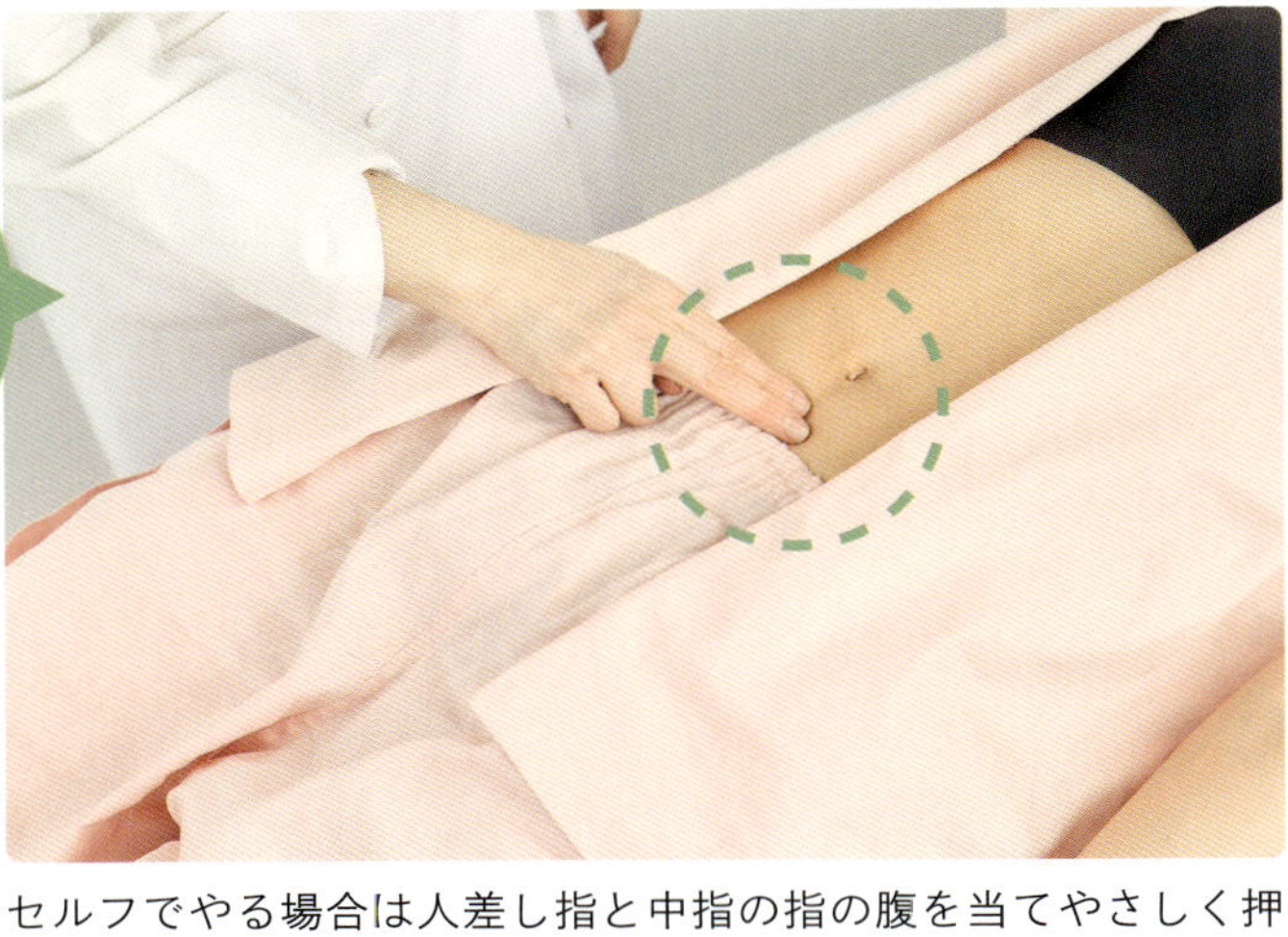

セルフでやる場合は人差し指と中指の指の腹を当てやさしく押す。家族にしてあげる場合も人差し指と中指の指の腹を当ててやさしく押す。

10分ケアの効果アップ！ツボ押しコミュニケーションのコツ

認知症の方やその心配がある方に三焦鍼法のツボを指圧するのはとても効果的なのですが、その効果をさらに高める秘訣があります。それは、コミュニケーションです。

ここでは、ツボ押ししながら、どんなコミュニケーションを心がけるべきか。そのポイントを私の体験をもとにお伝えします。

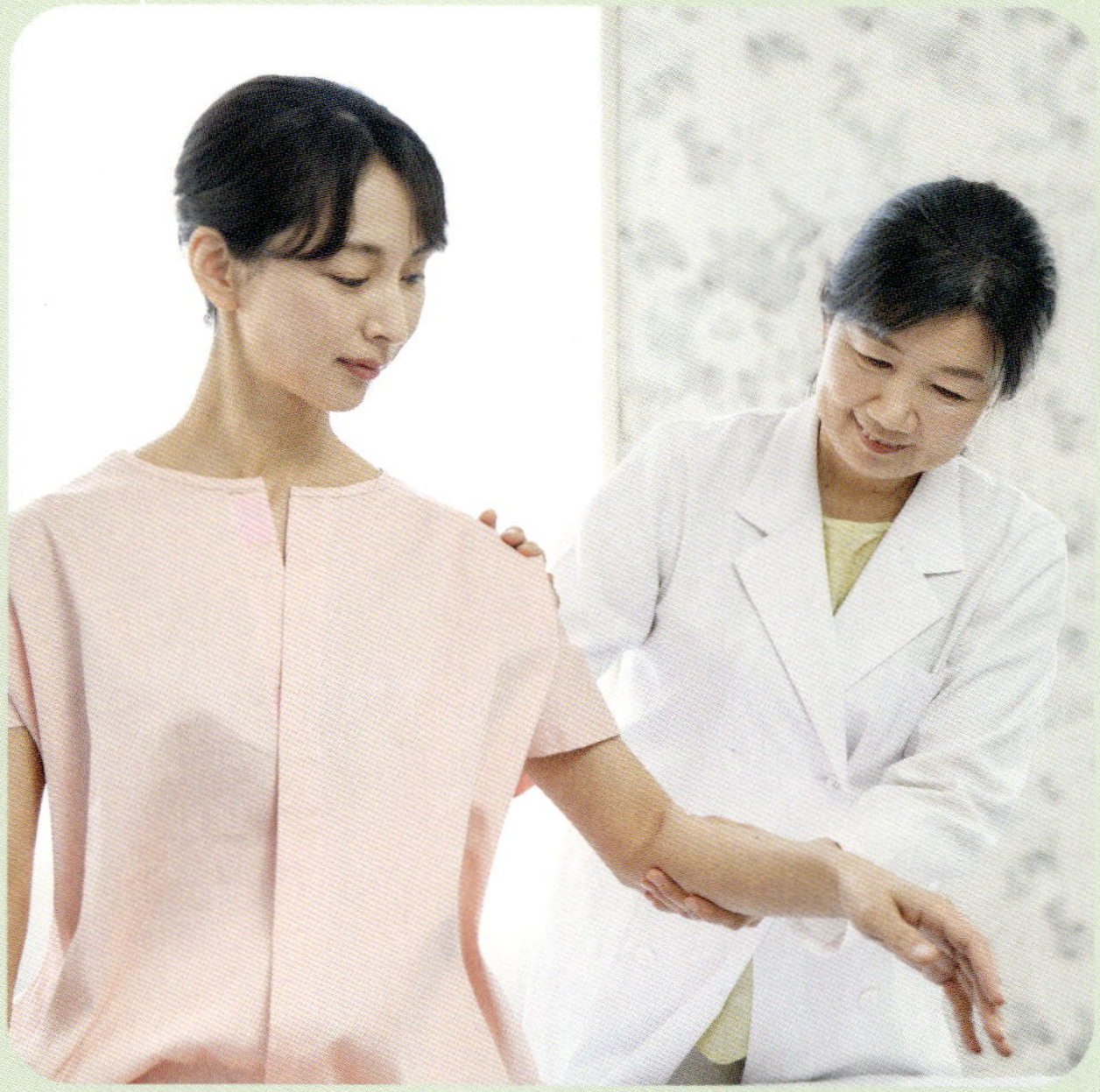

コミュニケーションのコツ1

相手の目を見て「向き合っている」ことを伝えよう

人間関係において、「きちんと向き合っています」「あなたのことを見ています」と相手に感じてもらい、自分のことを信頼してもらうことはとても大事ですよね。私も認知症の方を鍼治療する時は、信頼してもらうことを特に気をつけています。

患者さんと会話をする時、私は患者さんを見下ろすような立ち位置をとりません。患者さんには椅子に座っていただくことが多いのですが、私はその近くに屈《かが》んで、患者さんより低い位置で向き合うようにしています。

その会話の声も聞き取りやすいようにゆっくり大きな声で話します。何を言っているのか不明瞭では、相手が信頼してくれません。

そして、なにより「向き合う」「見ている」ということでは、相手の目を見て会話をすることです。笑顔で相手の目を見ることで、安心してくださいと伝えるのです。

認知症の家族にツボ押しをする方は、とても優しい心の持ち主です。その優しい気持ちを眼差しに変えて、相手の目を見ながらやってみてください。認知症の方が心ならずもひどい言葉を口にしても、ツボ押しする方の心根はやがて伝わります。

コミュニケーションのコツ2

ツボ押ししながら、思い出話に花を咲かそう

認知症の方に鍼治療を施術する時、私が大事にしているのはその方の過去です。生まれ年、出身地、卒業した学校、かつての習い事などなど、カルテに書いてある情報をもとにコミュニケーションを始めます。

「群馬県の出身なんですね。からっ風が有名ですよね」

「東京の〇〇高校を卒業されたのですか。私、その近所に住んでいましたよ」

という具合です。

難しい話はしません。

過去の話をするのは認知度を確認する意味があるのですが、別の理由もあります。

認知症の方は短期記憶が欠損しているものの、長期記憶は残っているケースが多いのです。「回想法」という認知症治療法もあるくらいで、こういった会話自体が脳への刺激になります。

過去の記憶を呼び起こすことで会話がつながりやすくなり、信頼関係を築くきっかけになったり、相手をリラックスさせられる効果もあります。ちなみに女性は旧姓で呼ぶと喜ぶケースが多いですよ。

本書を参考に認知症の家族にツボ押しする場合も一緒です。過去の思い出話に花を咲かせながら、やっていくといいでしょう。

コミュニケーションのコツ3
相手の言葉の変化に敏感になろう

認知症の患者さんに私がよくする質問が、3つあります。

「お食事はおいしく食べられていますか？」

「お通じは1日何回ありますか？」

「ゆっくり眠れていますか？」

健康状態を確認する意味もあるのですが、その答え方にも注目しています。


というのも、食事がおいしいかどうかの質問で「まあまあ」とだけ答えていた人が、ある時から「とってもおいしい」と表現が豊かになっていることがあるのです。そのような変化が鍼治療の効果を実感させてくれます。

認知症の家族の方にツボ押しをする時に、3つの質問（どれかひとつでもいいです）を都度してみてください。「まあまあ」といった曖昧な返事から、「とってもおいしい」「毎日お通じがある」「気持ちよく眠れた」と具体的な表現に変われば、しめたものです。

「あの料理は苦手」「2日に1回」「暑くてぐっすり眠れない」という具体的ながらマイナスな言葉でも元気な様子であればOK。その方の好みやリズムがあるのでよしとしています（もちろん、対応が必要なものは対応をしてください）。

コミュニケーションのコツ4

「定期的な」ツボ押しで気づくきっかけを

認知症が悪化し、寝たきりになってしまった方がいらっしゃいます。酸素ボンベをベッドの脇に置いたままでの施術です。そんな状態なので最初はもうろうとしていましたが、施術の最後のほうはうなずいたり、返事をするようになりました。

軽度の認知症でも、意識、気力が低下しているケースが多いです。すると、本人の口からどこが痛くて気持ちいいかを的確に伝えられないことがあります。

患者さんの身体に触り、腕や手、肩、足を動かしながら「痛い」という瞬間を探る必要があるのです。それを見逃さず、その場で治すことが鍼灸師としては大事です。また1週間に1度、月に1回など定期的な施術が、患者さんの変化に気づくきっかけとなります。患者さんにとってもひとつのリズムとなり、不調の改善、気力の向上につながります。

ツボ押し前に相手の身体に触りながら痛いところや気持ちいいところを探ってみてください。その部位を撫でてあげるだけでも相手の気持ちはなごみます。

認知症の症状がある方は、自分の気持ちを上手に伝えられません。ツボ押しを毎日でも週に1回でも定期的なペースでやることが、気づくきっかけになります。

コミュニケーションのコツ5

最初から完璧を目指さず、丁寧に説明しながら

若年性アルツハイマー型認知症と診断を受けた61歳の女性患者さんがいます。最初は鍼を怖がるのではというご主人の心配もあり、無理に鍼を使うのではなくツボ押しで対応していました。

3回目のツボ押し後、ご主人から「最近外でもやる気を見せることがあり、こんなに積極的な一面があったのかと驚いています」と変化の様子を教えていただきました。

そして4回目の往診の時。ご主人と一緒にクルマで私を駅に迎えに来てくれました。「こんにちは！」とお辞儀をしてくださり、「綺麗なお洋服ですね」と私の腕に触れるなど、私に対しても今までにないコミュニケーションを見せてくれました。

そこで「今日から鍼にしてみましょうか」と三焦鍼法の説明をしながら、足三里のツボに鍼を入れていきました。

すると「うわー、なんだかとっても気持ちいい」と喜んでくれました。

最初から鍼治療ができていれば、効果が出るのはもっと早かったかもしれません。でも、嫌がる相手に施術しても、気の巡りはよくなりません。親しい家族にツボ押しする時、まずは1カ所のツボだけ、効果効能を説明しながらやってみるといいでしょう。

コミュニケーションのコツ6

会話は明るくなる話題を。元気な声、笑顔で！

ご高齢の方との会話のなかで「お母さまはお元気？」と質問されることがあります。

私の母は他界しているのですが、「はいお陰様で」と答えるようにしています。そして、その方に「子供時代はどんな感じでしたか？」と昔を思い出す話を振ったりします。

正直に答えても心配させることになったり、暗い話題が続いてしまうことが多いので、回想法を使う意味でも話を変えます。

ある鍼灸師は、母親の話から自分の田舎の話に変えて、「私の故郷は田舎なので隣の家と物々交換をしたりするんですよ。小さな村なので帰省するとすぐに村中に知れ渡って他の親戚をびっくりさせられないんですよ」と明るい話題に切り替えます。

本書の監修をしてくださった兵頭先生は施術中にたまに歌を唄います。素晴らしい歌声です。施術する人の明るい話、大きくて元気な声、笑顔、楽しい雰囲気は、ご高齢者や認知症の方が前向きでリラックスした時間を過ごすことにつながります。

初めて鍼治療を受ける方は不安な気持ちでいることがほとんどです。体を触れられることに緊張を感じている方も多くいます。そこで明るさを常に心がけています。

コミュニケーションのコツ7

自分ではなく相手の気持ちに寄り添おう

鍼灸師として5年目を迎え鍼治療に自信がついてきたころ、ある患者さんから「痛い」と言われました。「全然痛くない」という評判を聞いて来たのに、痛みを感じたので、とても不快な表情をされました。

私はせっかくのお言葉と捉えて鍼の種類を変えたり、打ち方を変えたりしました。施術後、「最初は痛かったけど大丈夫だったわ。ありがとう」と言われました。

鍼灸師は患者さんの反応がなにより重要で、やり方を調整するのは当然です。ただ問題は最初に「痛い」と言わせてしまったこと。自分の技術や方法論へのプライドが患者さんの様子の確認をおろそかにさせたのではないかと思ったのです。

認知症になった家族にツボ押しをする人は、とても優しい人です。でも、しばらくすると、相手は喜んで当然、「してあげている」という気持ちになることも。ケアする側も時間、体力、気力を使うのですから無理もありません。家族ですからケア中の会話でイライラすることもあると思います。そんな時は相手の反応に寄り添うことだけに集中してください。

ツボ押しして「症状をやわらげたい」と思う、本来の優しさが自然とよみがえってきます。

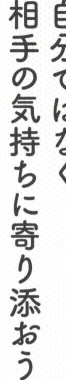

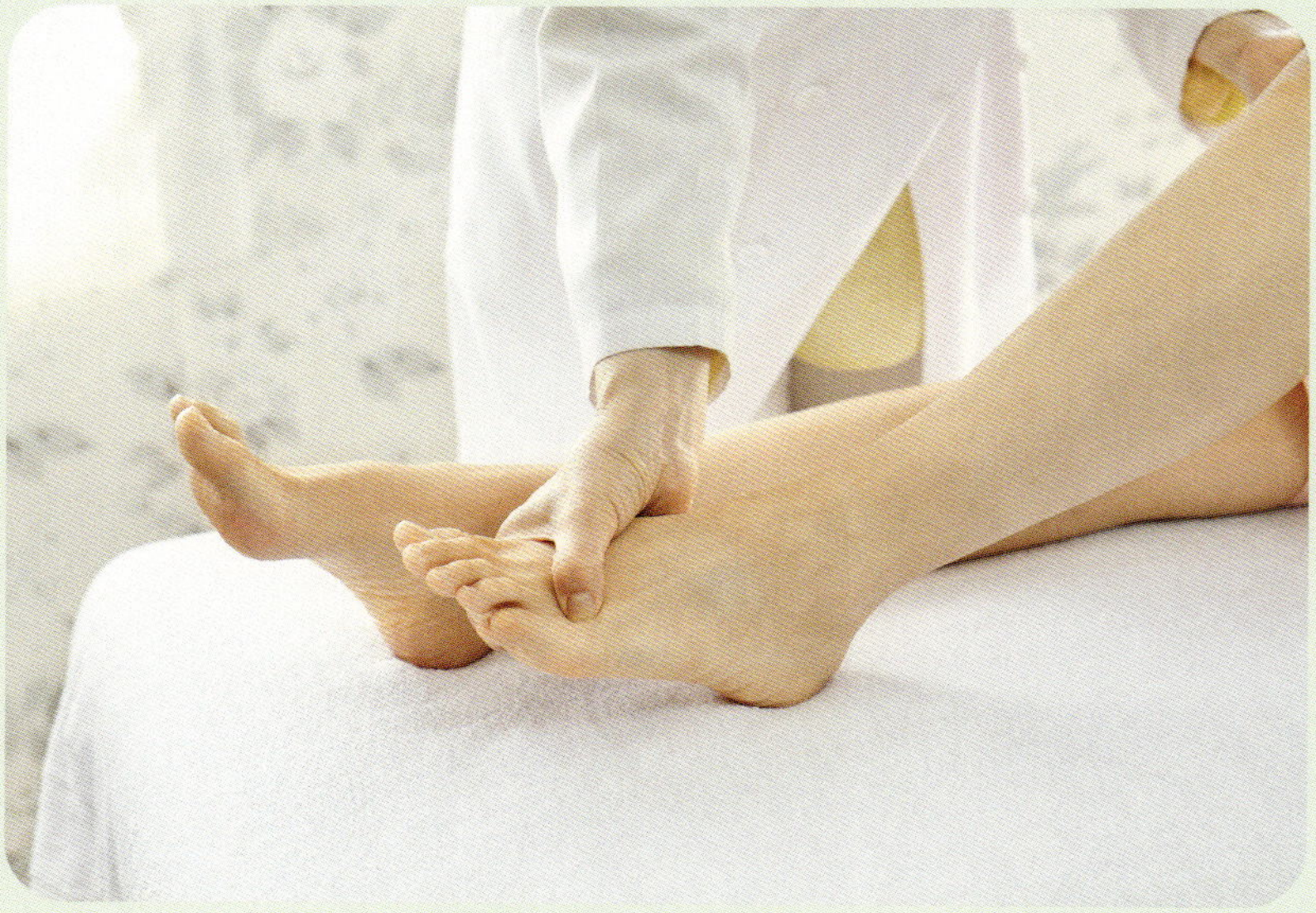

第4章

身体の本来の力を取り戻す10分ケア

ここからは認知症と
それ以外の症状（プチ不調）に効果がある
10分ケアを教えます！
体の陰陽バランスを整えて
毎日を過ごしましょう。

10分ケアで不調を改善&認知症の予防にも役立てよう

この章では、ついつい放っておきがちな不調の改善に役立つツボ押しを紹介します。特に最初に紹介するヘッドマッサージは、師匠である兵頭明先生から免許皆伝を受けたあとも研鑽を積んできた**「聖子式ヘッドマッサージ」**です。

頭と顔にアプローチするマッサージなのですが、頭部全体の血行が良くなり、**頭痛、首こり、肩こりの改善、ホルモンや自律神経を整え、リラックス効果**があります。

これは**認知症の改善と予防にも効果**があるので、家族の方が患者さんに試してもらえるとうれしいです。

また、聖子式ヘッドマッサージでは**顔のむくみ**がとれ、顔の筋肉に刺激を与えるので、**小顔効果**もおまけにつきます。

この章ではほかにも高齢者に多い嚥下障害を改善するツボ、介護する側もよく悩まされる肩こりや腰痛に役立つツボ、女性に多い冷えや更年期障害に効果のあ

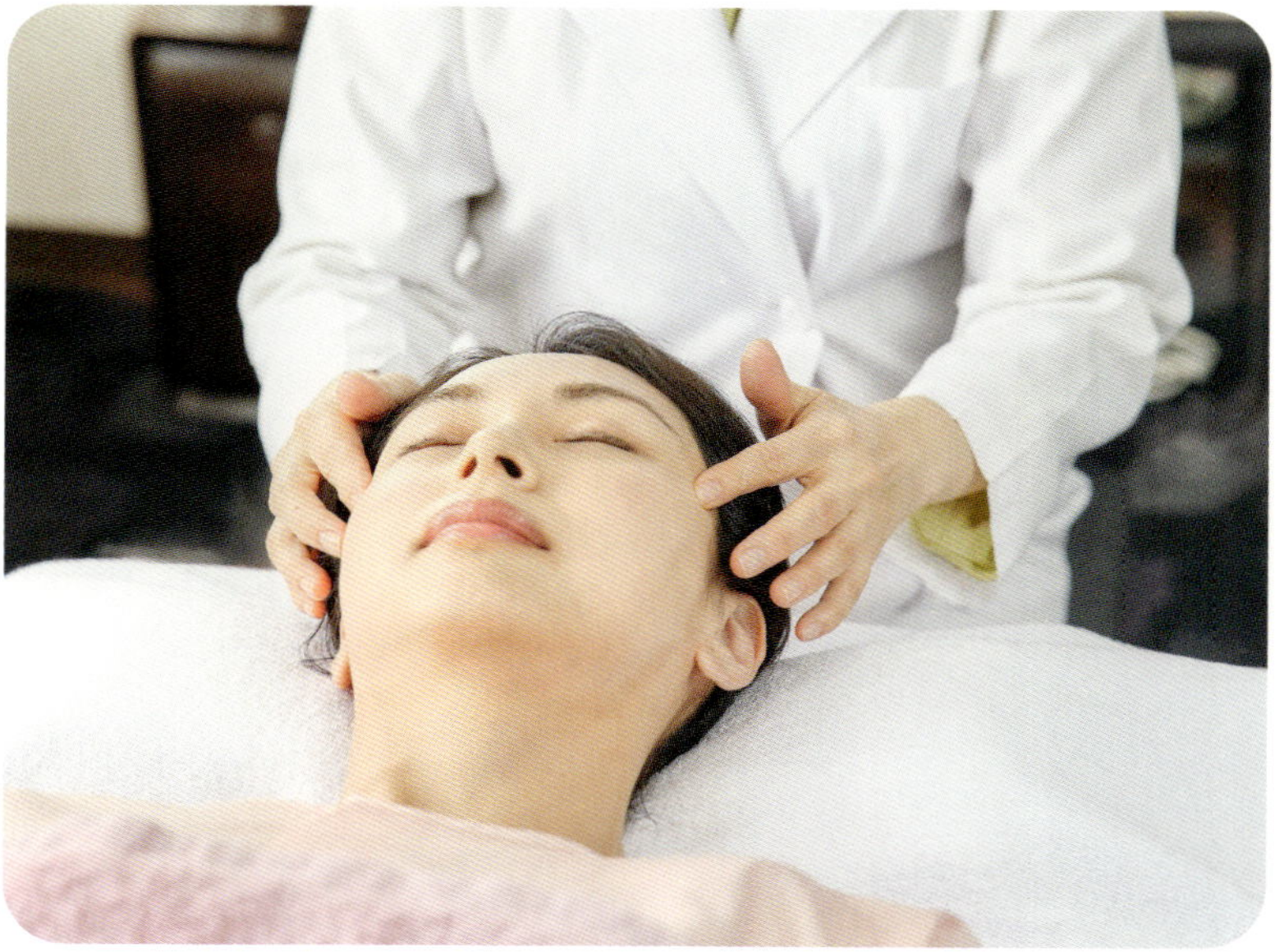

るツボなども紹介しています。

大切な人にこれらのツボ押しをするのも大事なのですが、**介護する側も自分の体を労わってください。**親の介護を経験しはじめるのは40代、50代が多いと言われています。まさに自身の体にさまざまな不調が起きてくる年代の方たちです。

不調の積み重ねが、認知症を発症するリスクになることは2章でお伝えしました。これから紹介するツボ、3章で紹介したツボもいろいろな不調を整える効果があるので、ぜひツボ押しをやってみてください。

不調がある時はその都度、三焦鍼法の力で改善、身体の陰陽のバランスを整えていきましょう。それが、家族そして自身の認知症の予防と改善につながっていきます。

脳が活性化！ 認知症にも効く！

ヘッドマッサージ

頭頂部の血行改善

四神聡《ししんそう》

頭頂部にある4つのツボの総称である四神聡。脳の血流をアップし、記憶力を高め、精神を安定させる効果がある。認知症、頭痛、めまい、不眠症にも効く。ぜひ試してみてください！

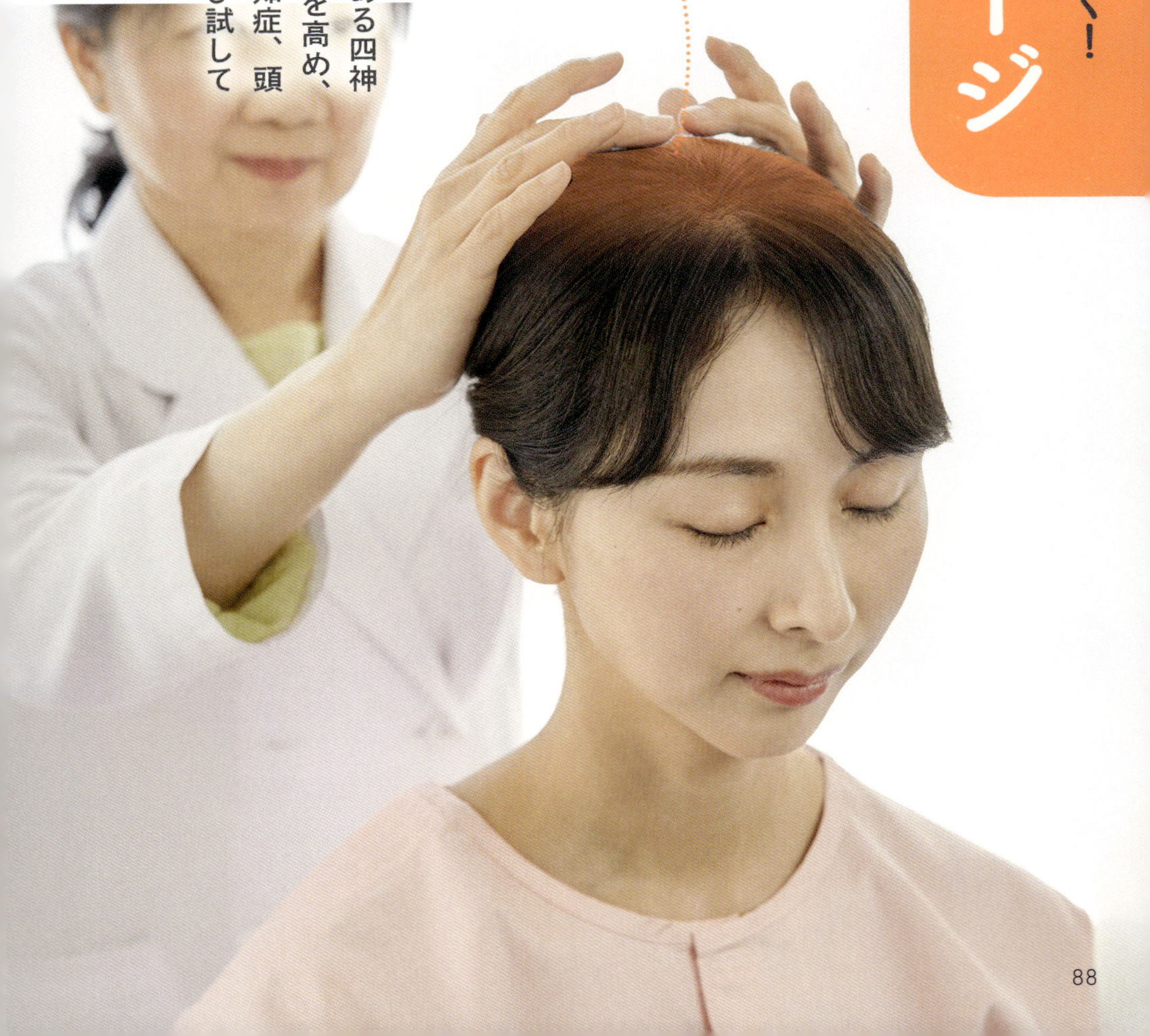

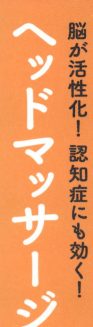

四神聡の見つけ方

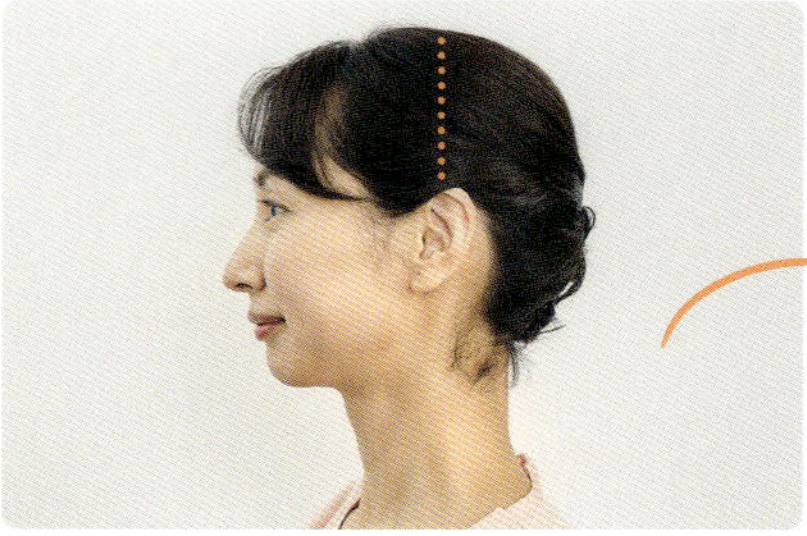

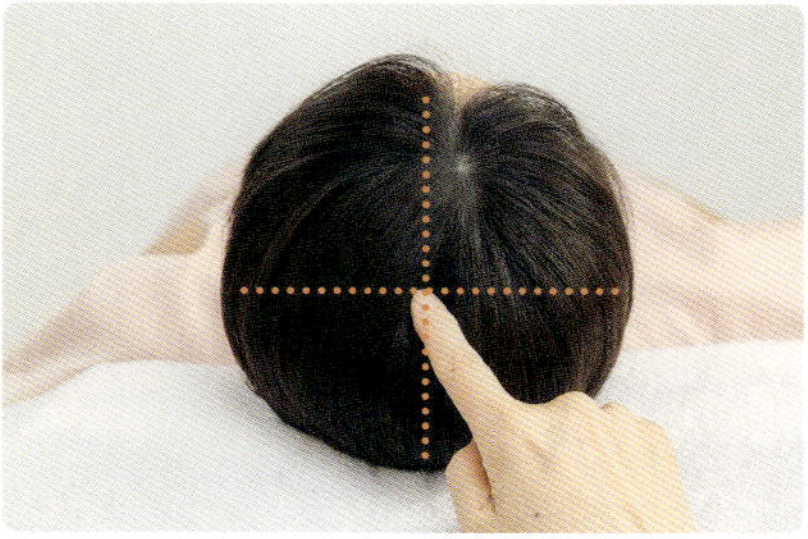

両耳の先端を結んだ線と、頭の中心線が交差する点にあるのが百会（ひゃくえ）というツボ。

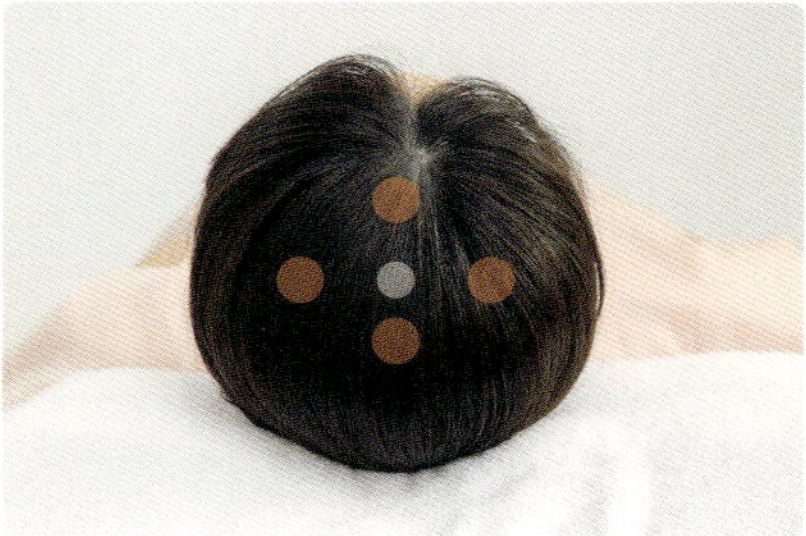

その百会から前後左右にそれぞれ親指１本分移動したところにあるのが四神聡。

マッサージのやり方

押す時間と回数

イタ気持ちいい程度の力で1回10秒程度を3回

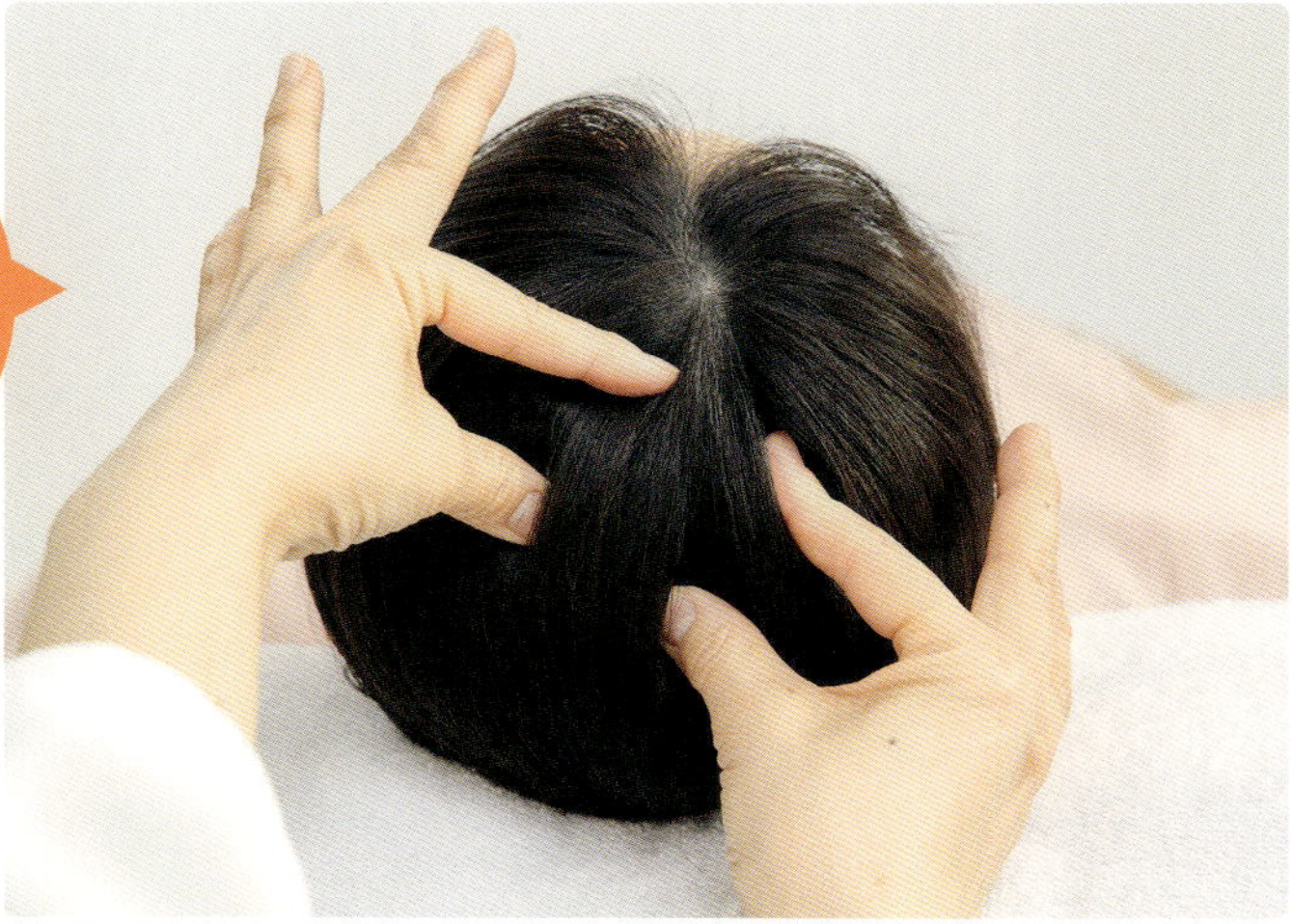

左手の人差し指と親指で四神聡の前と左のツボ、右手の人差し指と親指で右と後ろのツボを押す。

脳が活性化！ 認知症にも効く！

ヘッドマッサージ

前頭部の血行改善

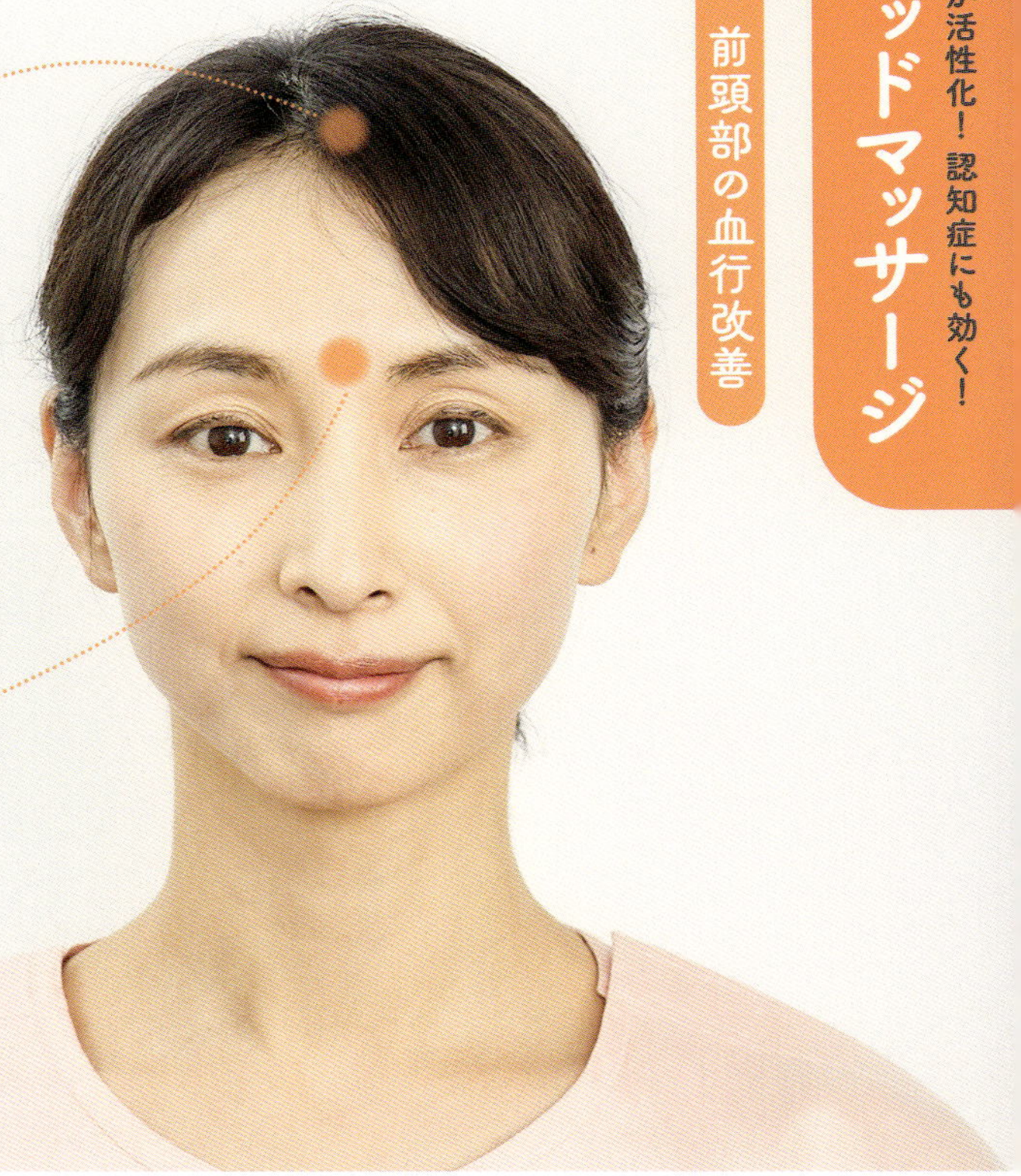

神庭《しんてい》

イライラや不安、気分の落ち込み、緊張などから精神を安定させる効果があるツボ。鼻炎や鼻づまりの改善効果もある。

印堂《いんどう》

筋肉の緊張緩和、脳内物質エンドルフィンの分泌を促進するツボ。ストレスや緊張を緩和する効果がある。眼精疲労や鼻づまりの改善も。

押す時間と回数

気持ちよく
感じる力で
印堂から神庭まで
ゆっくり5往復

マッサージのやり方

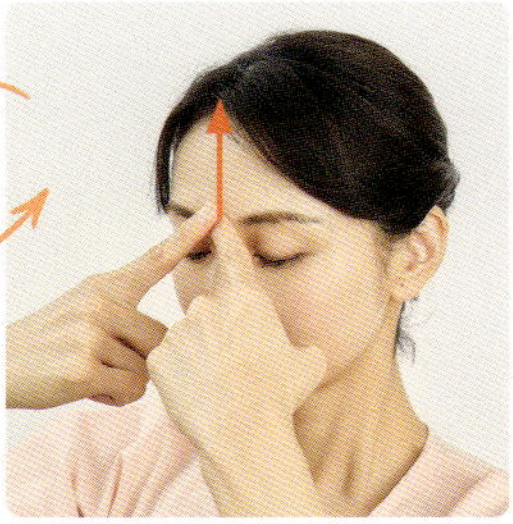

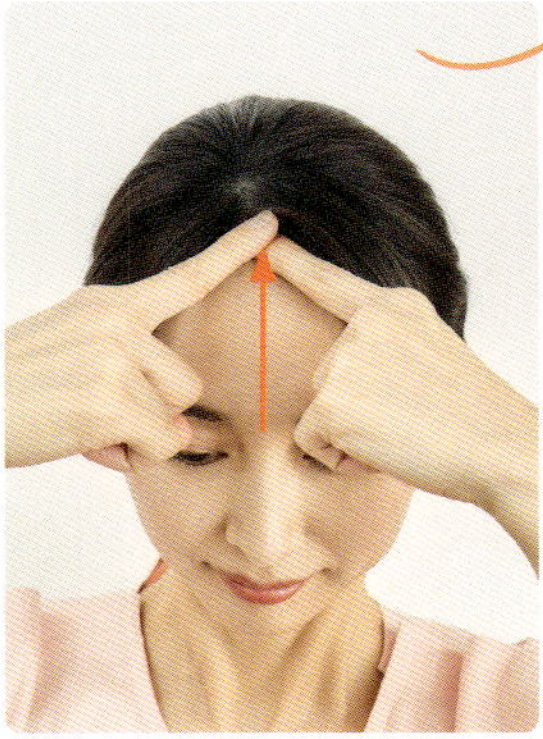

両手の人差し指を重ねて印堂を押し、押しながら上方向に指をすべらせていき、神庭を押す。

印堂・神庭の見つけ方

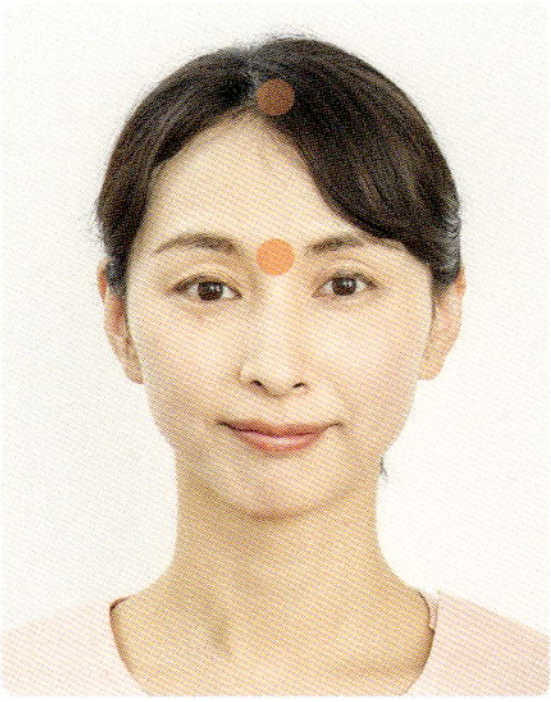

印堂は両眉の間の中央に位置するツボ。神庭は印堂の真上の延長線上、髪の生え際から1cmほど上にある。

前頭部の血行改善

攢竹と太陽は
リフトアップ
効果も！

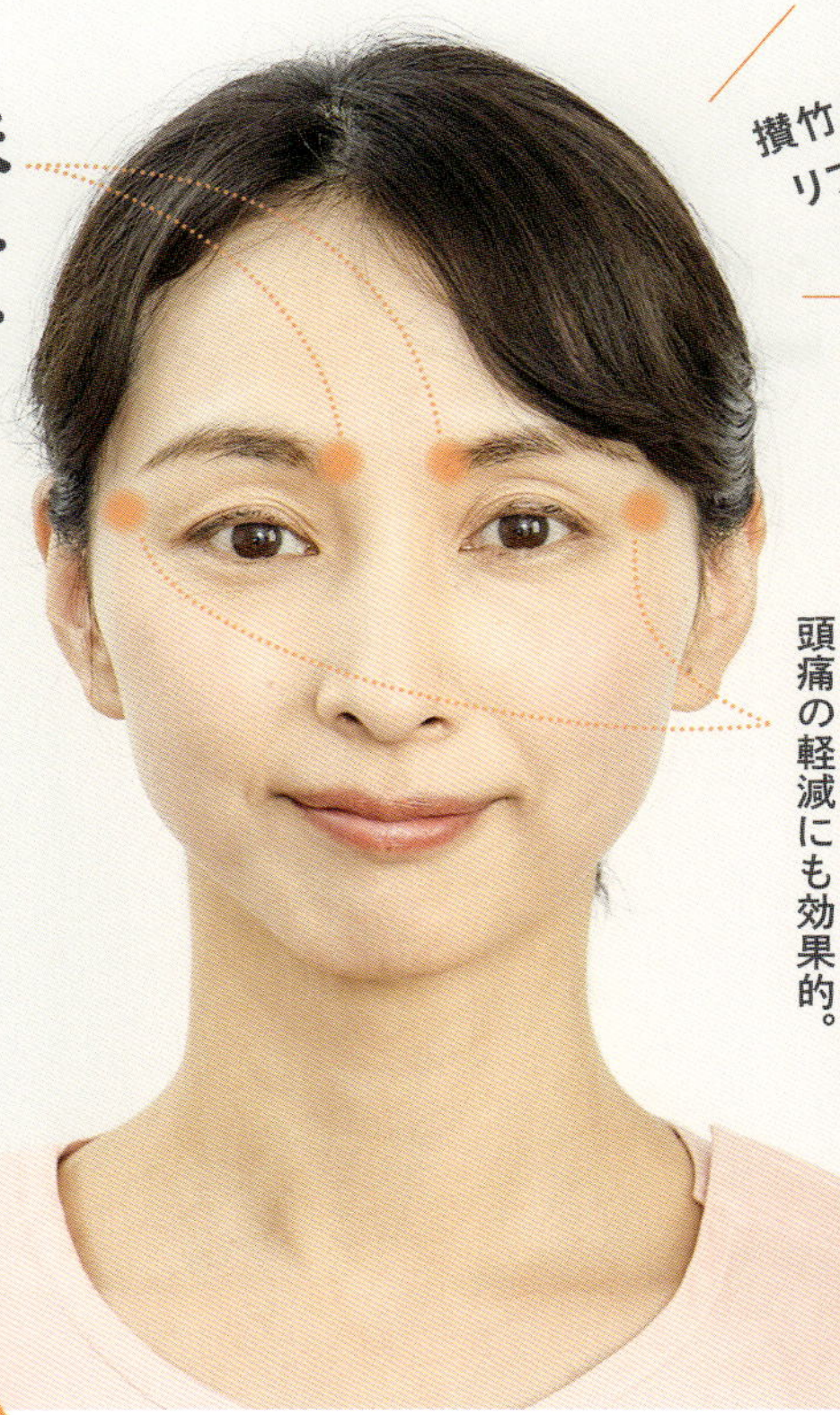

太陽《たいよう》

眼精疲労、目の疲れ、かすみ目、頭痛の改善に効果があるツボ。肩こりからくる緊張性頭痛の軽減にも効果的。

攢竹《さんちく》

目の周りと脳の血流を促進するツボ。頭がスッキリし、リラックス効果がある。目の痛みなどの目の不調にも効果あり。

押す時間と回数

気持ちよく
感じる力で
攢竹から太陽まで
ゆっくり5往復

マッサージのやり方

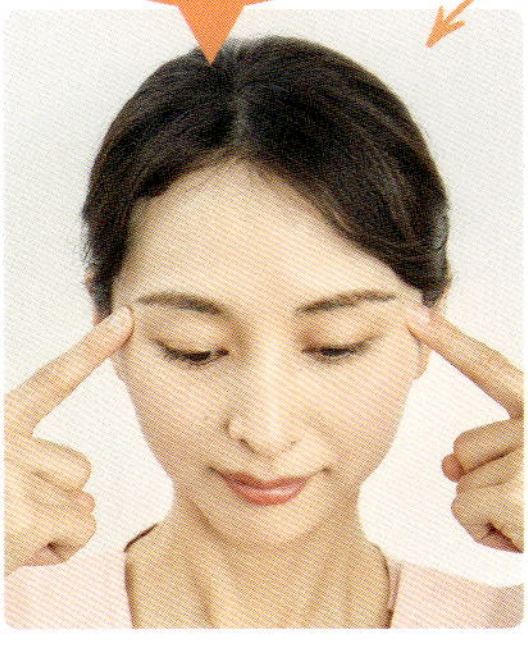

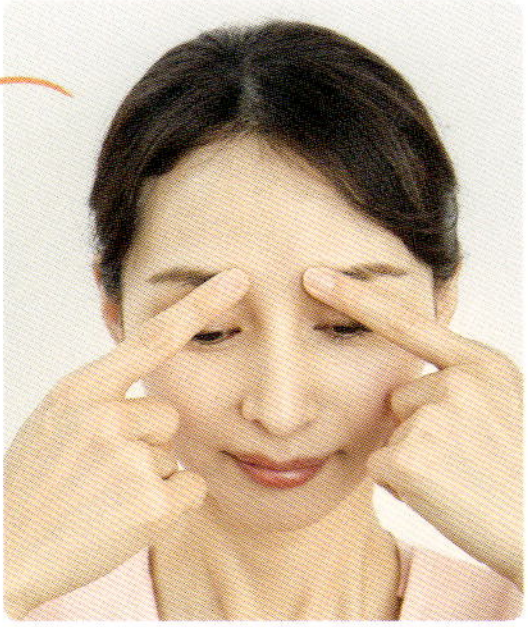

攢竹に両手の人差し指を押し、眉毛の下部のラインをすべらせていき、太陽を押す。一度指を離し、攢竹に人差し指を押し当て、また同じ動作をくり返す。

攢竹・太陽の見つけ方

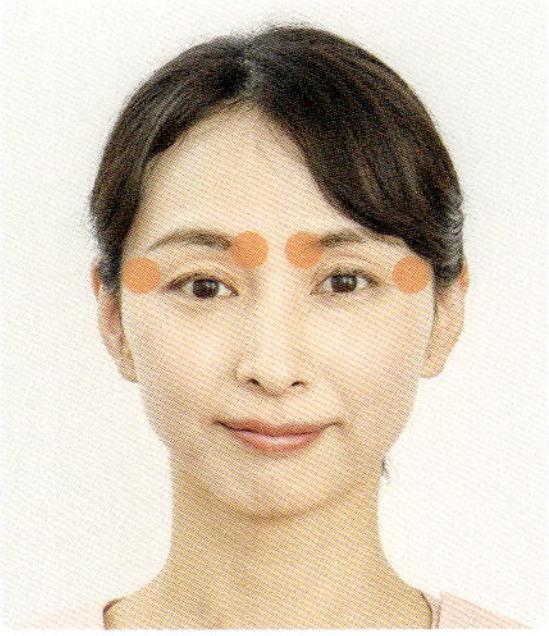

攢竹は眉頭の少し下にある小さなくぼみに位置するツボ。太陽は眉尻と目尻を結んだ線の真ん中、こめかみ寄りの部分にある。

脳が活性化！認知症にも効く！

ヘッドマッサージ

側頭部の血行改善

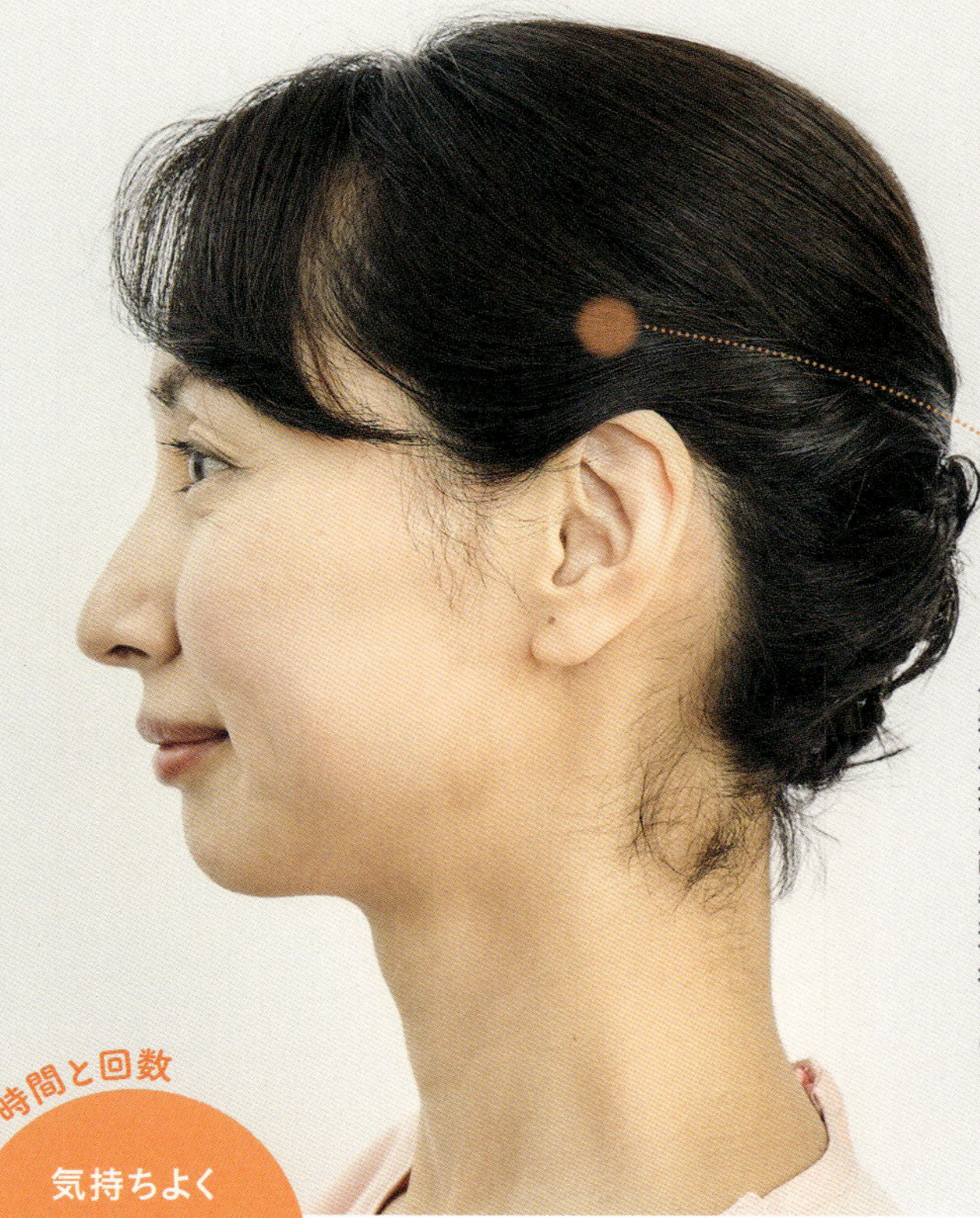

率谷《そっこく》

肩首のコリ、頭痛・耳鳴り・側頭部の頭痛に効果のあるツボ。ホルモンバランスを整え、食欲不振の改善効果もある。

押す時間と回数

気持ちよく感じる力で5秒押すを5回

マッサージのやり方

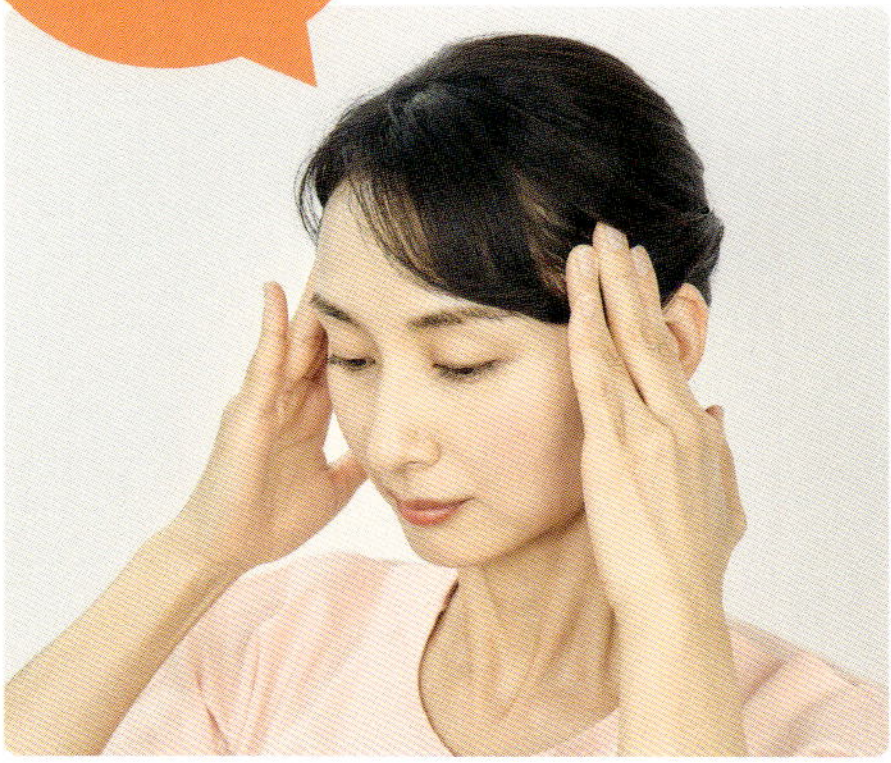

左右の率谷に人差し指の腹を当て、中指、薬指を添える。率谷を人差し指で押したまま、軽く上に引き上げるように押すとよい。

率谷の見つけ方

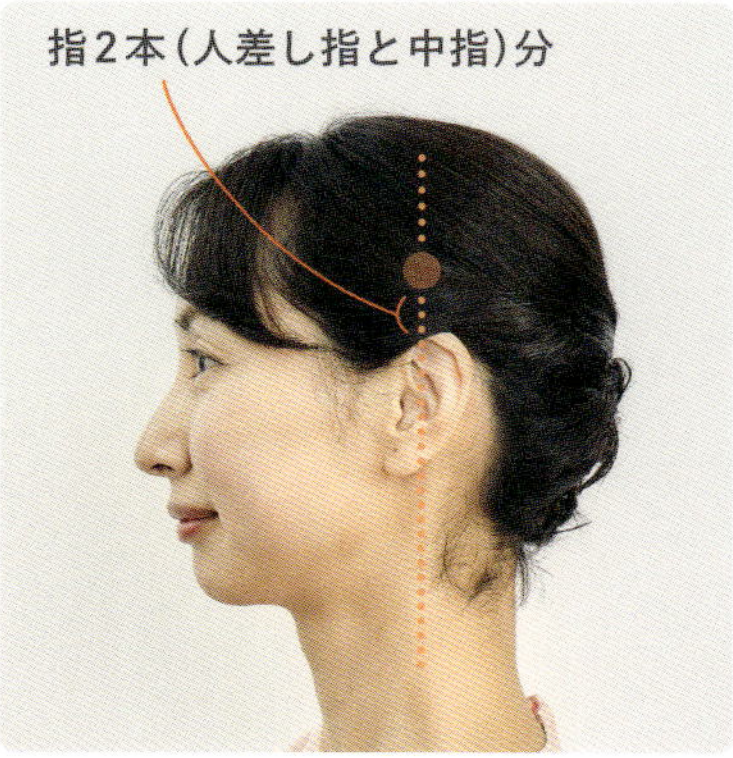

耳を縦半分に折って頂点になるところから、指2本（人差し指と中指）上に位置するのが、率谷。

天柱《てんちゅう》

肩や首こりで頭に血流が不足している時に血行を良くするツボ。認知症の予防・改善ほか、肩こり、首こり、頭痛、顔のむくみ、慢性鼻炎にも効果的。

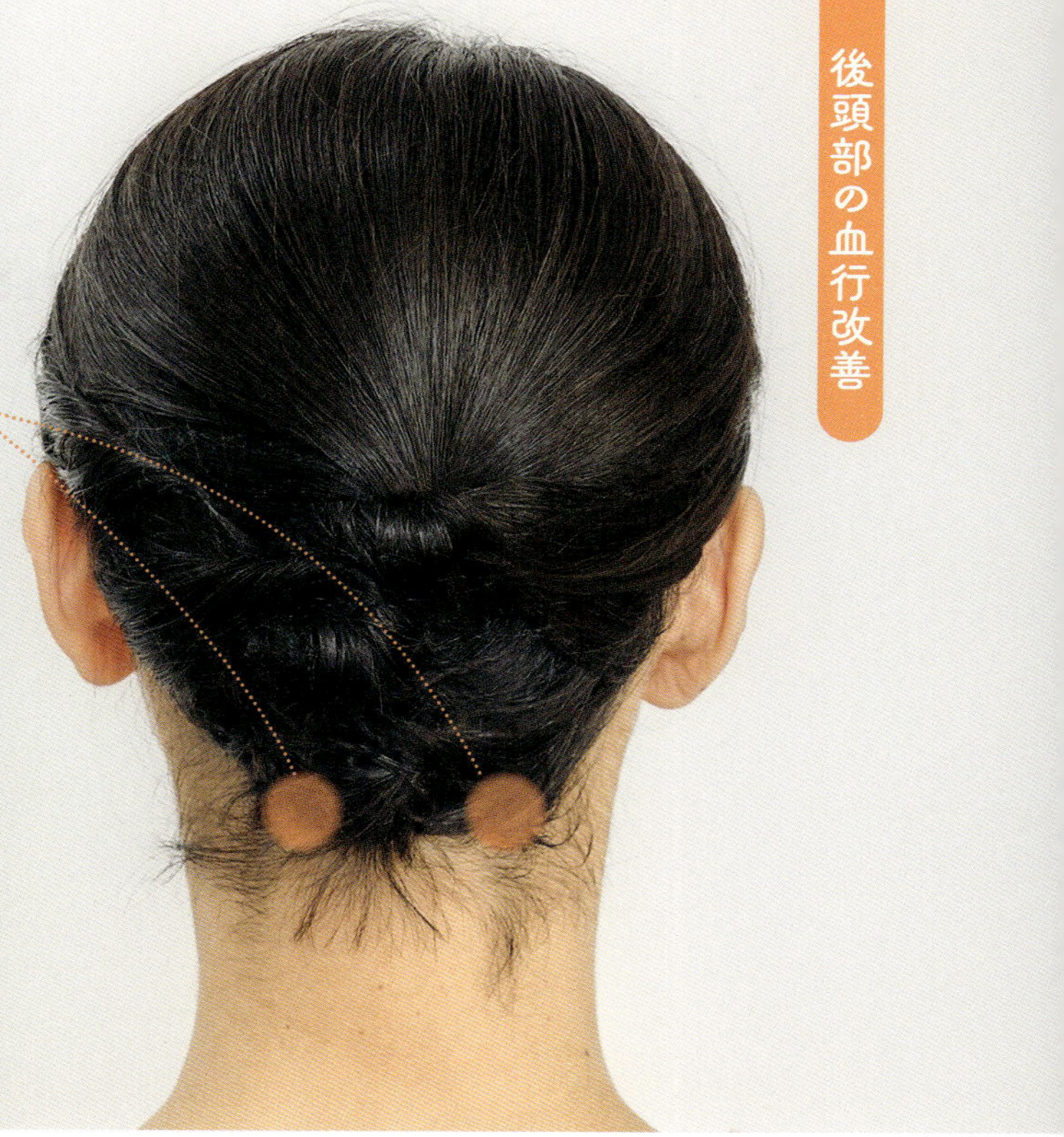

押す時間と回数

気持ちよく感じる力で5秒押すを5回

マッサージのやり方

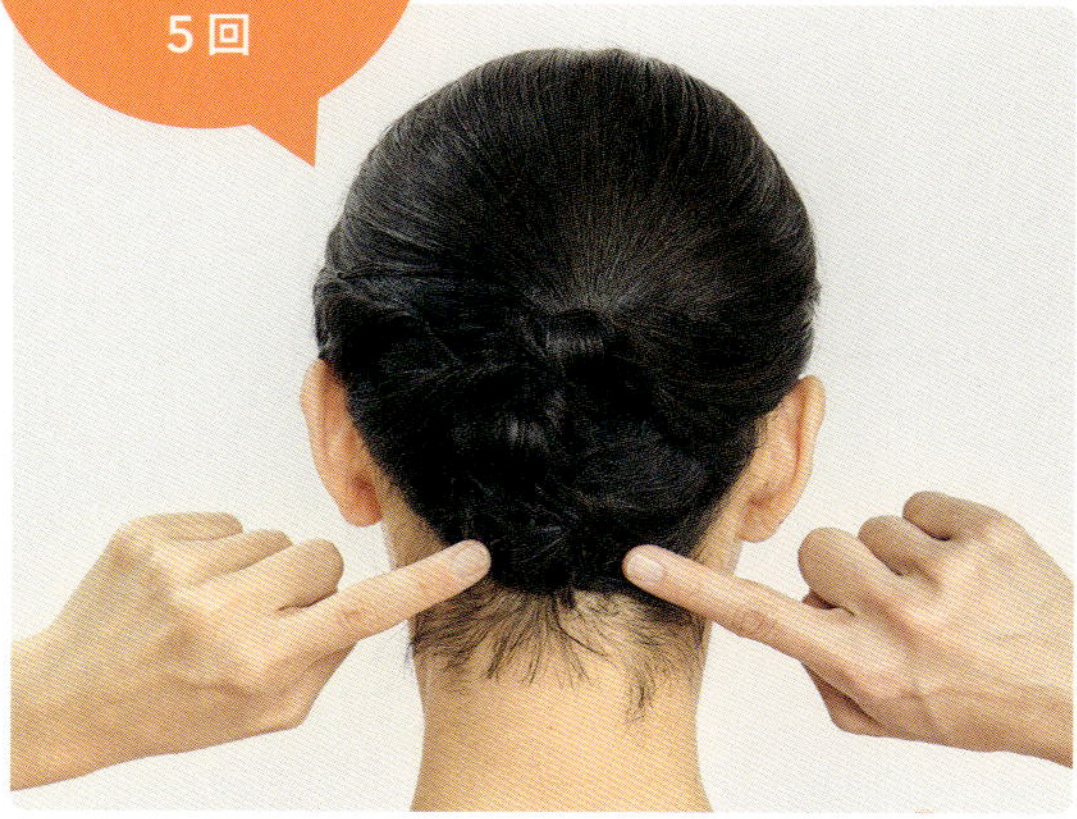

両手の人差し指もしくは親指の腹を当て、軽く押し上げるように5秒押したら、ゆっくり指を離す。

天柱の見つけ方

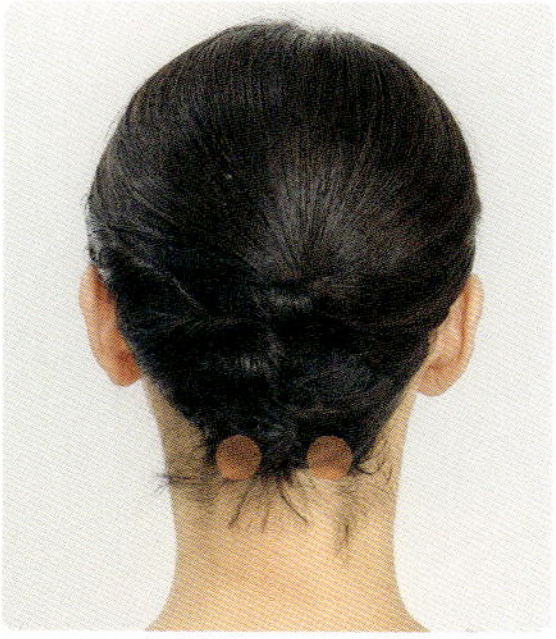

後頭部と首の境目で、髪の生え際の中央のくぼみから左右に触れる太い筋線維の外側にある。中央のくぼみから親指1本分外側が天柱。

脳が活性化！認知症にも効く！

ヘッドマッサージ

後頭部の血行改善

風池《ふうち》

首や肩、頭の血行をよくするツボ。頭や気分のリフレッシュ、肩や首、背中のコリの改善、「風」の字の通り、風邪の諸症状にも有効。

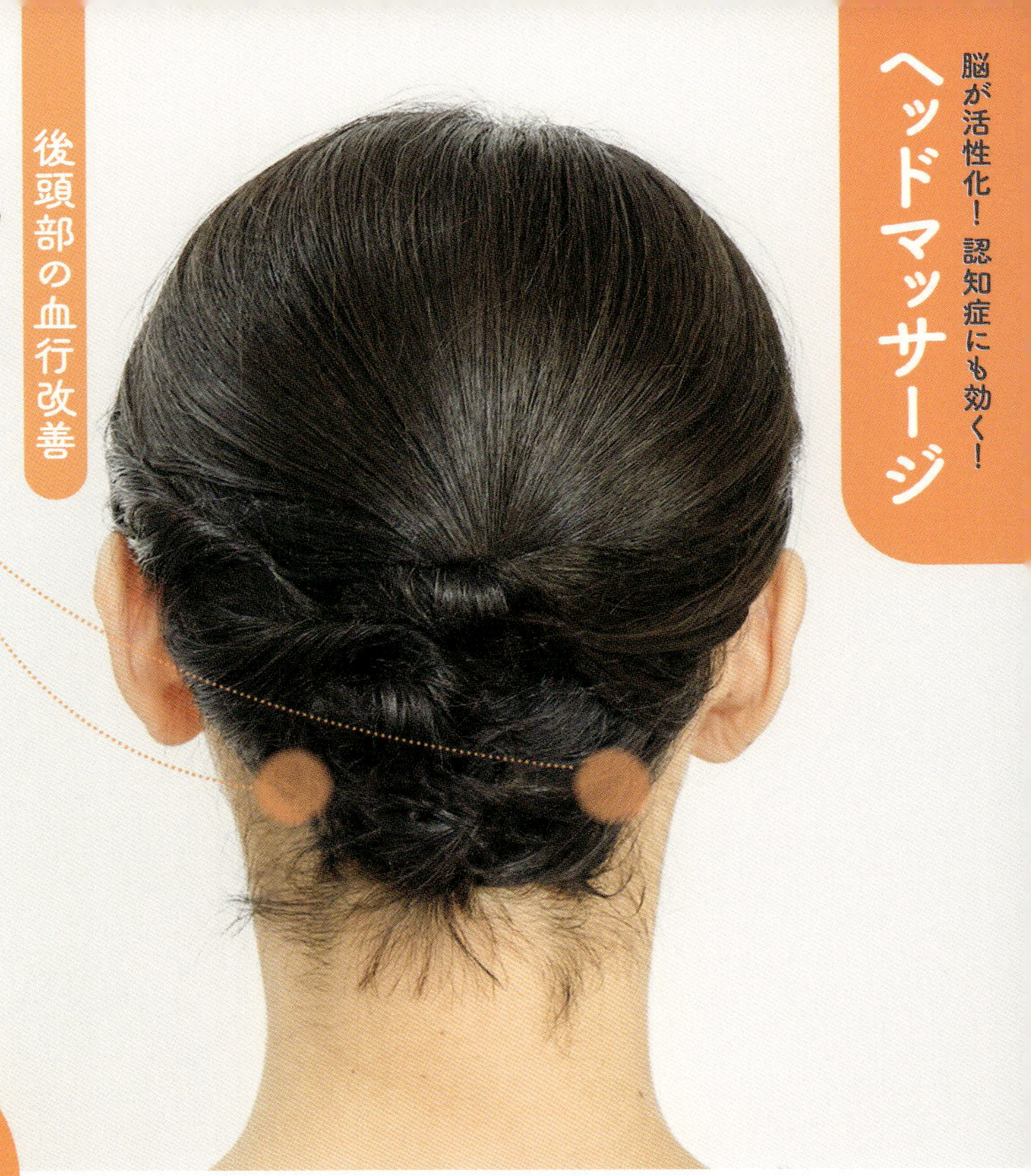

押す時間と回数

気持ちよく感じる力で5秒押すを5回

※押す力が強すぎると逆効果！

マッサージのやり方

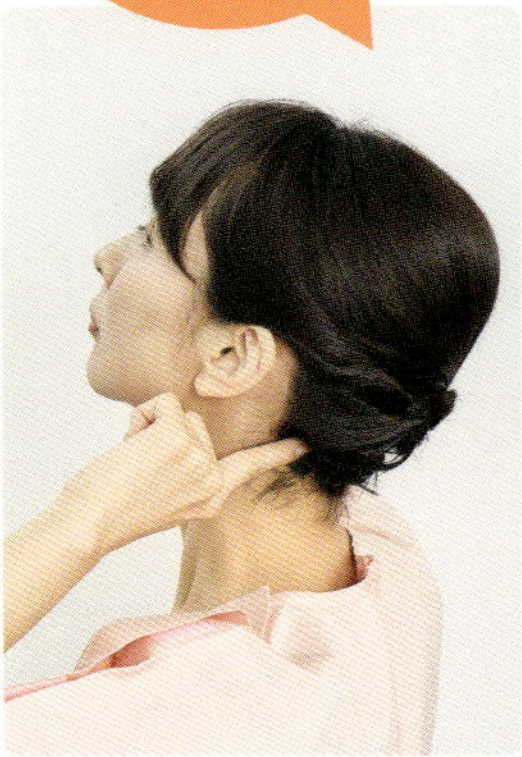

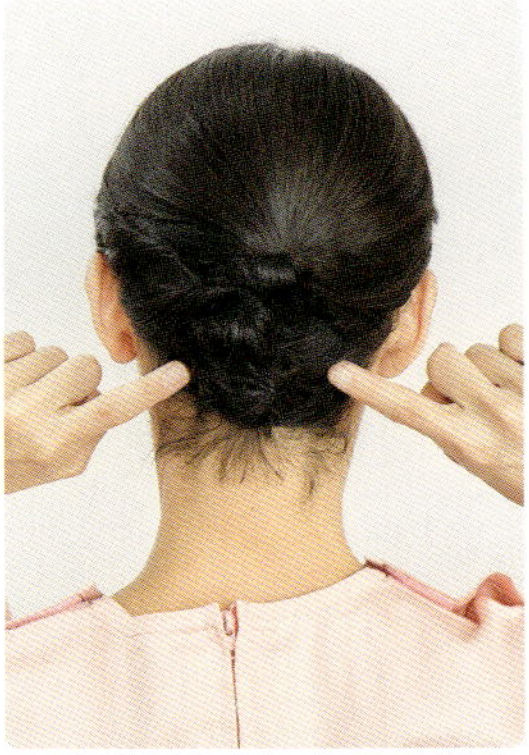

両手の人差し指もしくは親指の腹を当て、軽く押し上げるように5秒押したら、ゆっくり指を離す。また、押しながら、頭を後方に少し傾けると無理なくツボを刺激できる。

風池の見つけ方

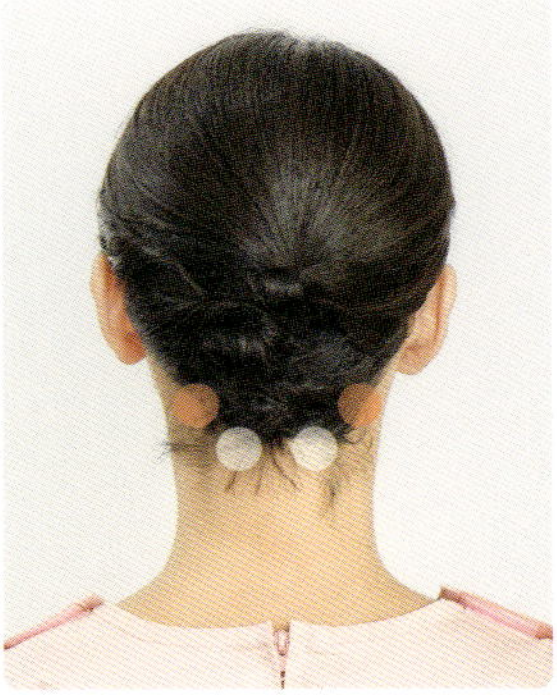

耳の後方にある突起した骨からうなじあたりにあるくぼみが風池。P93の天柱より上、やや外側に位置する。

嚥下障害の改善

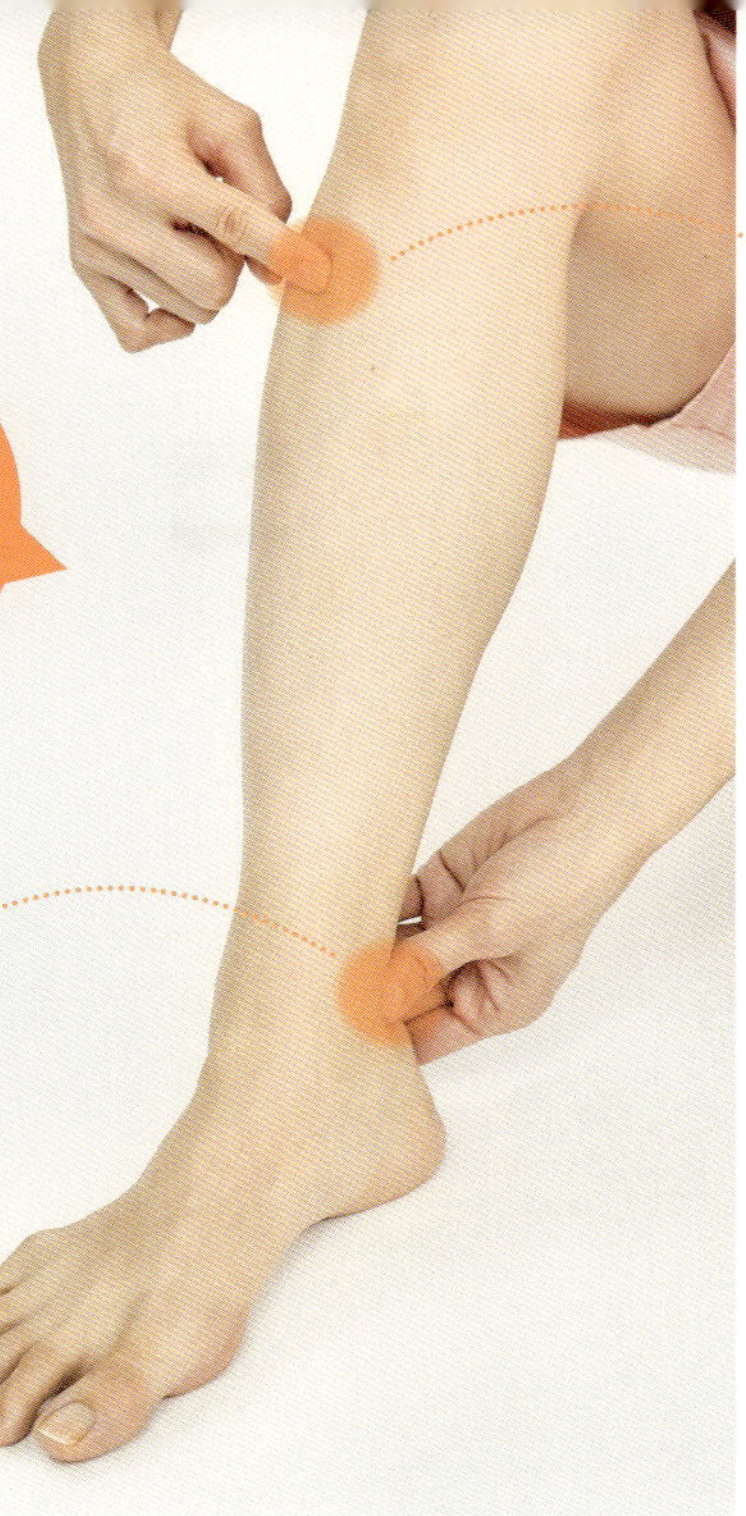

足三里《あしさんり》

P60参照

太渓《たいけい》

P64参照

押す時間と回数

気持ちよく感じる力で5秒押すを5回

足三里と太渓を押す

加齢によって衰えるものに飲み込む（嚥下する）力がある。嚥下能力が落ちると飲食物が食道ではなく気管に入り、誤嚥性肺炎の原因に。そこで役立つのが足三里と太渓。足三里を片方の手の人差し指で押さえ、太渓をもう片方の親指と人差し指でつまむように同時に押そう。

廉泉《れんせん》

唾液の分泌を促すツボで、滑舌、のどの痛みなどの改善に効果あり。頬のたるみ、アゴのラインを引き締める効果も。

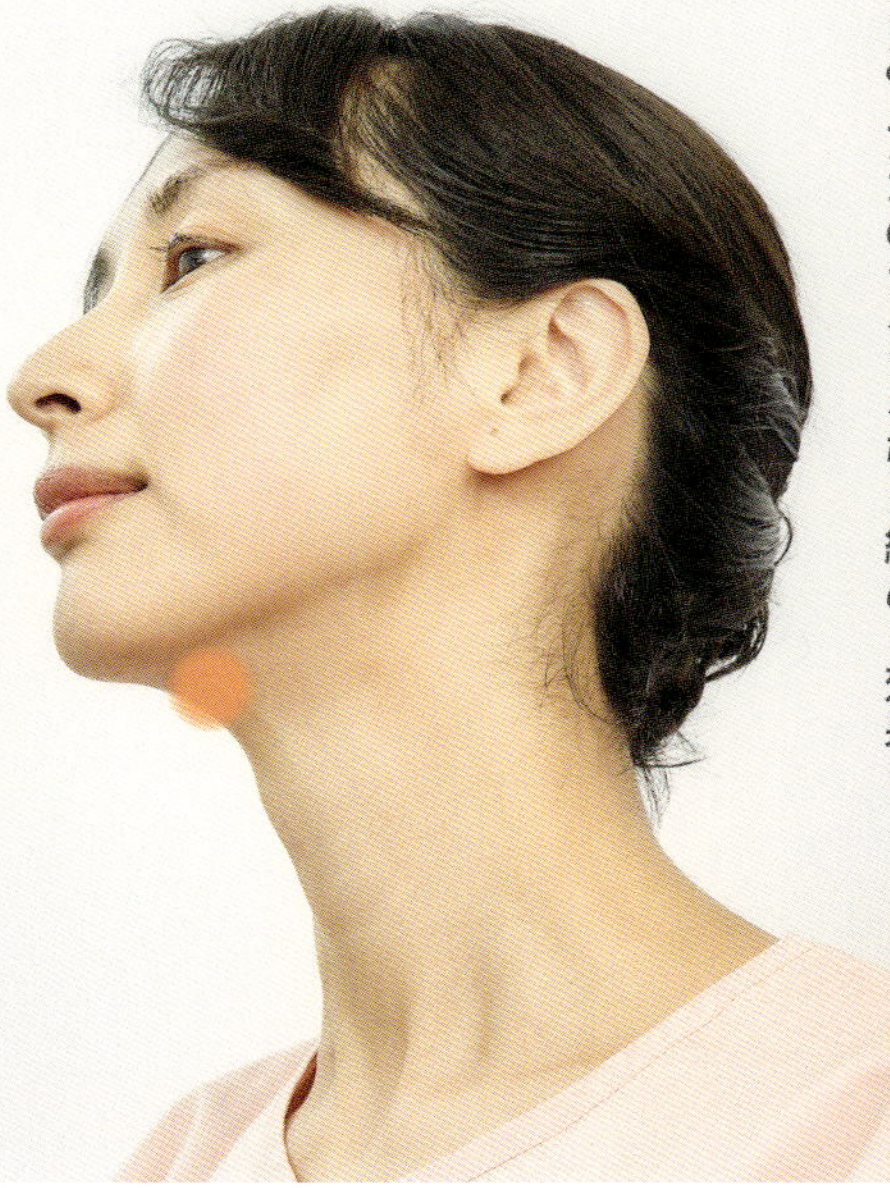

廉泉の見つけ方

下顎と咽頭の間に位置するU字形の骨（舌骨）のくぼみ部分が廉泉。

マッサージのやり方

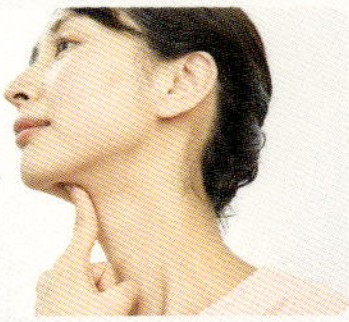

首を後ろに傾け、廉泉に人差し指の腹を当て、ぐっと押し上げる。くり返し行うと唾液の分泌が促される。

押す時間と回数

イタ気持ちいい程度の力でぐっと押すを3〜5回

太衝《たいしょう》

東洋医学の「肝」と関係が深く、「気・血」が盛んにめぐる場所で、肝臓の疲れや肉体、精神疲労に効果的。自律神経を整え、血行促進効果も。

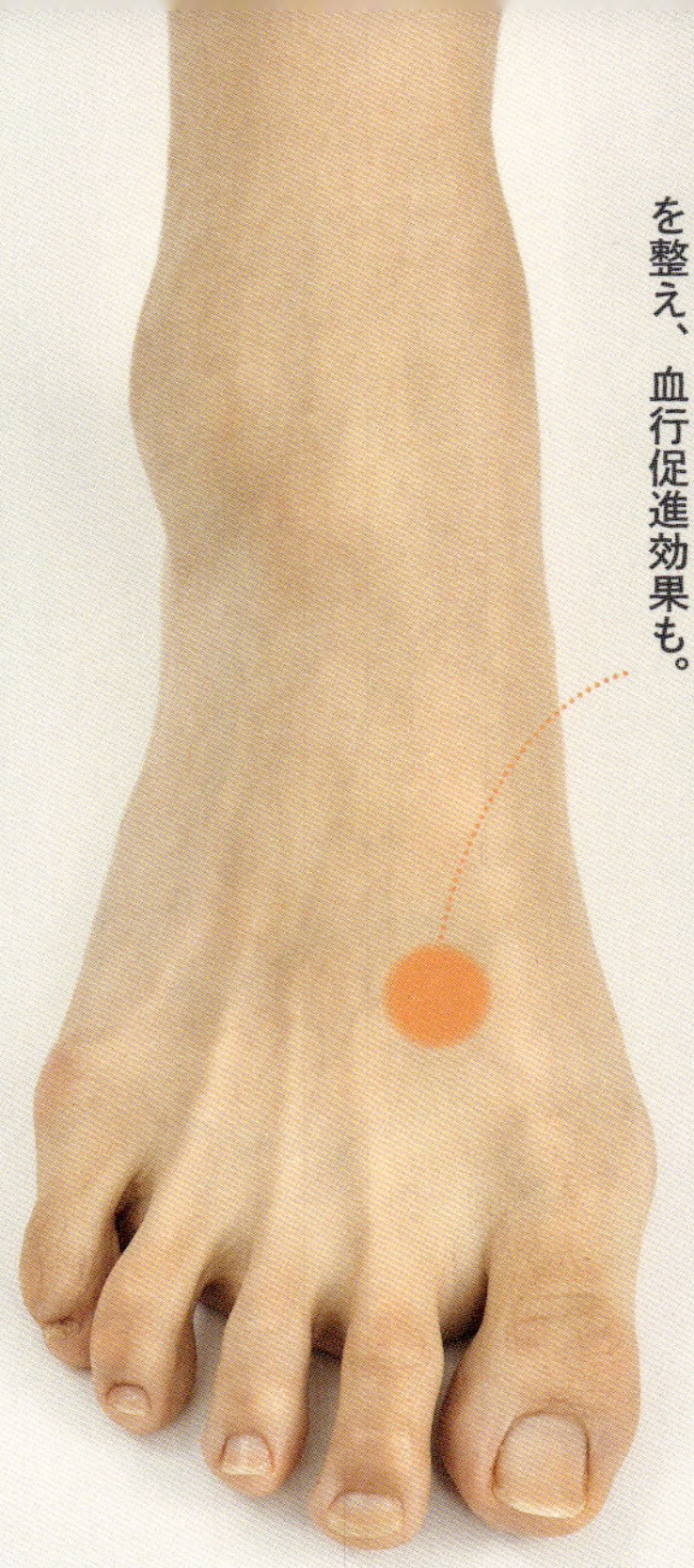

太衝を押す

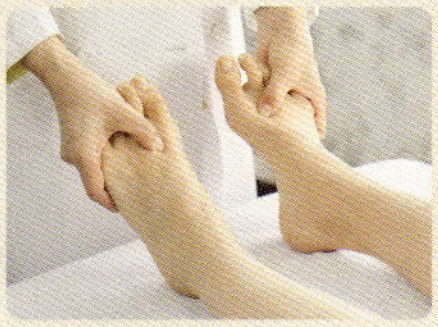

血管は加齢に伴い弾力性を失うため、血の流れが悪くなる。そのため、心臓がより強い力で血液を送り出し収縮期血圧が高くなってしまう。太衝には血圧の急激な上昇を抑える効果があり、ツボ押しで血圧をコントロールしよう。

押す時間と回数

気持ちよく
感じる力で
５秒押すを５回

※押す力が強すぎると逆効果！

ツボ押しのやり方

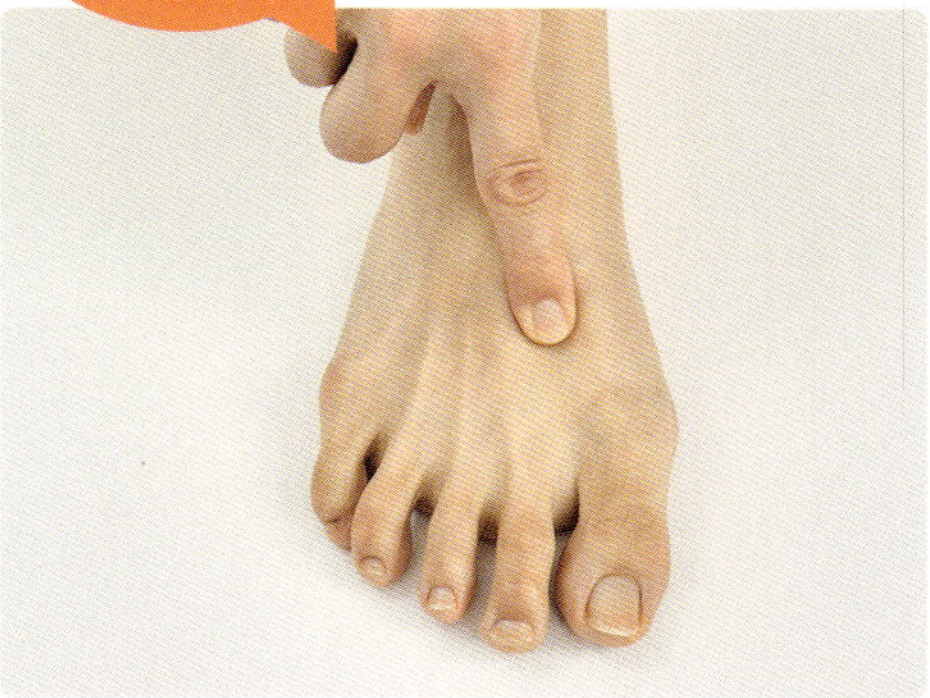

両手の人差し指もしくは親指の腹を当て、軽く押し上げるように５秒押したら、ゆっくり指を離す。また、押しながら、頭を後方に少し傾けると無理なくツボを刺激できる。

太衝の見つけ方

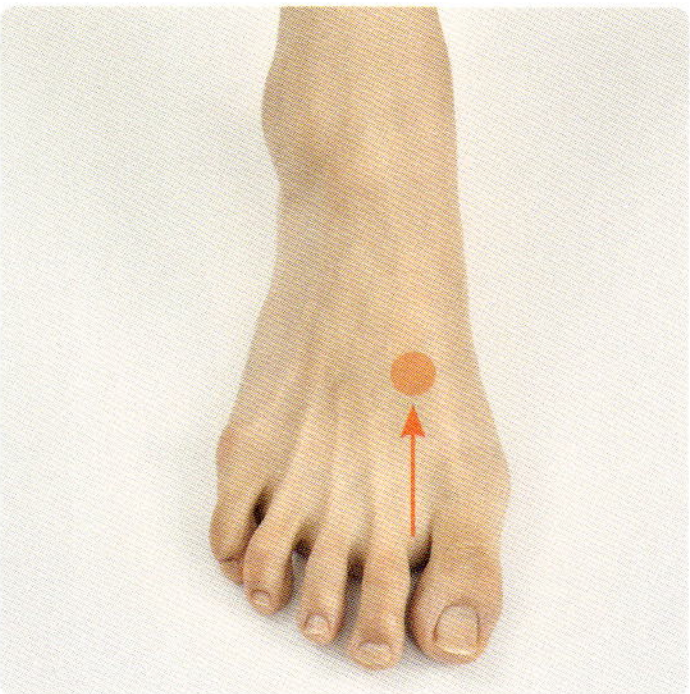

足の親指と人差し指の間を上がっていくと両指の骨が交わる。その前のへこんだ場所にあるのが太衝。

腰痛改善

腰痛点《ようつうてん》

名称に「腰」の字があるように腰痛に効くとされているツボ。ぎっくり腰、椎間板ヘルニアなどの痛みに有効で、肩こりに効果があります。第1腰痛点と第2腰痛点の2つがある。

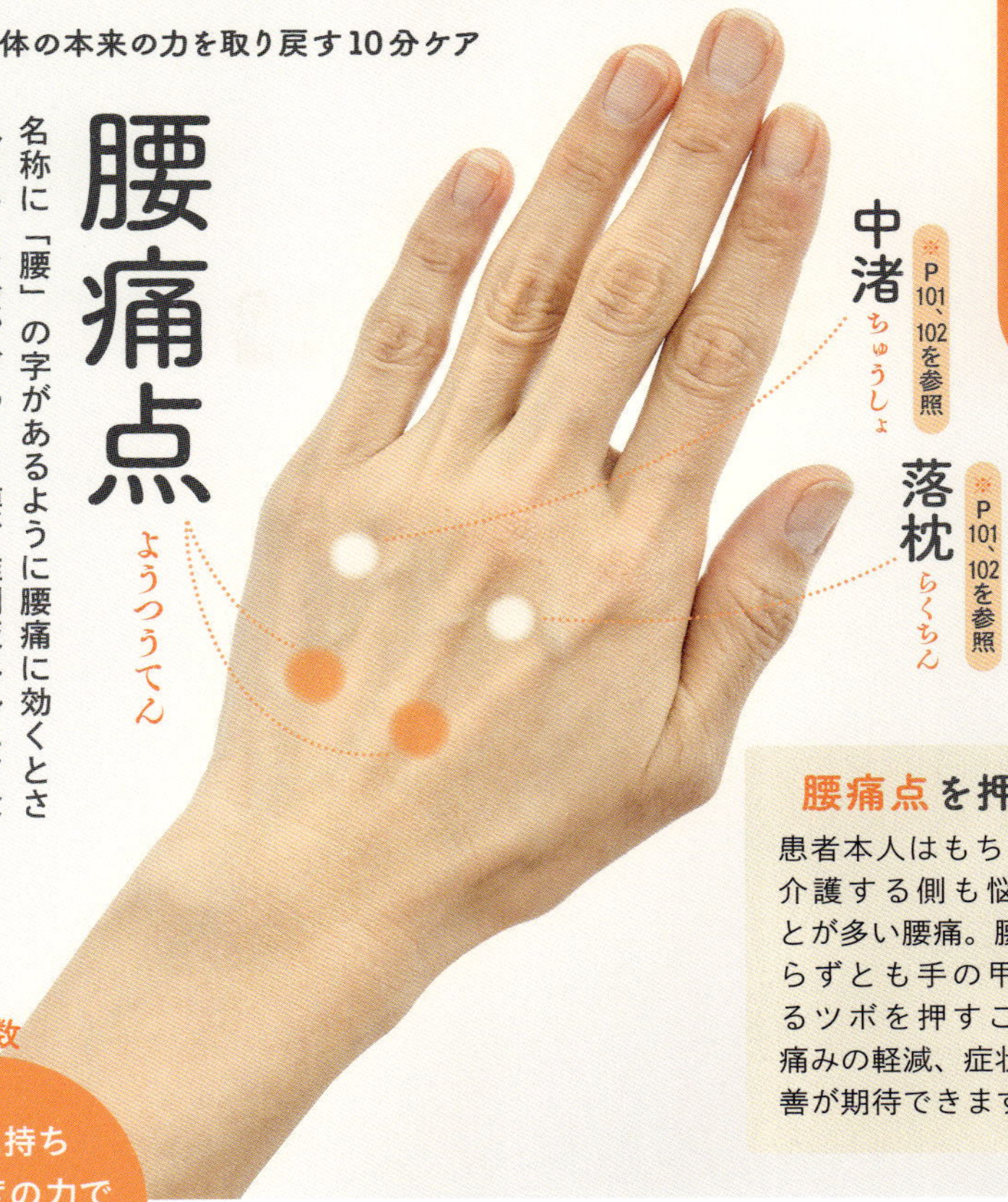

腰痛点を押す

患者本人はもちろん、介護する側も悩むことが多い腰痛。腰に触らずとも手の甲にあるツボを押すことで痛みの軽減、症状の改善が期待できます。

押す時間と回数

イタ気持ちいい程度の力で5秒押すを5回

ツボ押しのやり方

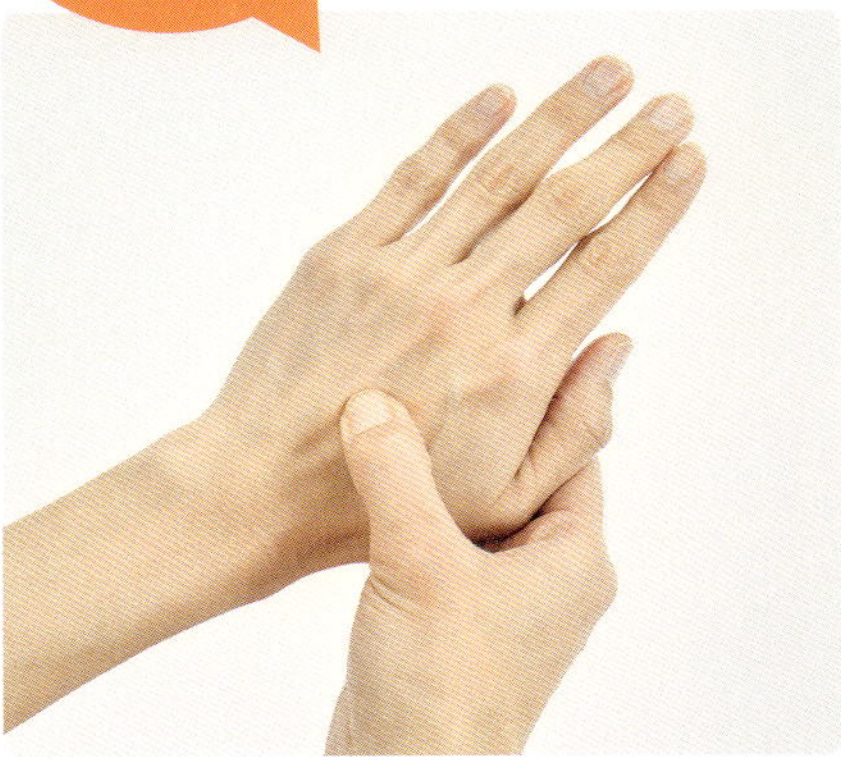

親指の腹でやや強く押す。つまようじを10本ほど束ねてとがっている方を腰痛点にトントンと軽く当てるのも効果的。

腰痛点の見つけ方

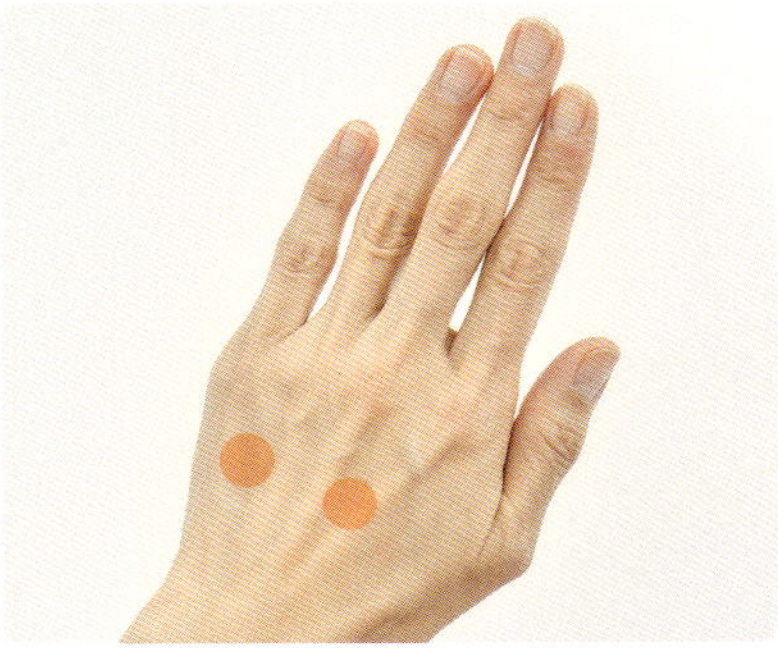

第1腰痛点は手の甲の人差し指と中指の骨が接合する手前のくぼみ。第2腰痛点は中指と薬指の骨が接合する手前のくぼみにある。反対の手の人差し指で骨の間を手首に向かってなぞると見つけやすい。

ツボ押ししながら 腰痛改善エクササイズ 1

腰痛点を押して 前屈

第１、第２のどちらかの腰痛点を押しながら、前屈をしよう。前屈を頑張るのではなく、痛みが出ない程度に前屈をするのがポイント。少しずつ上体を前に倒すイメージでやろう。

押す時間と回数

右手、左手
各３回

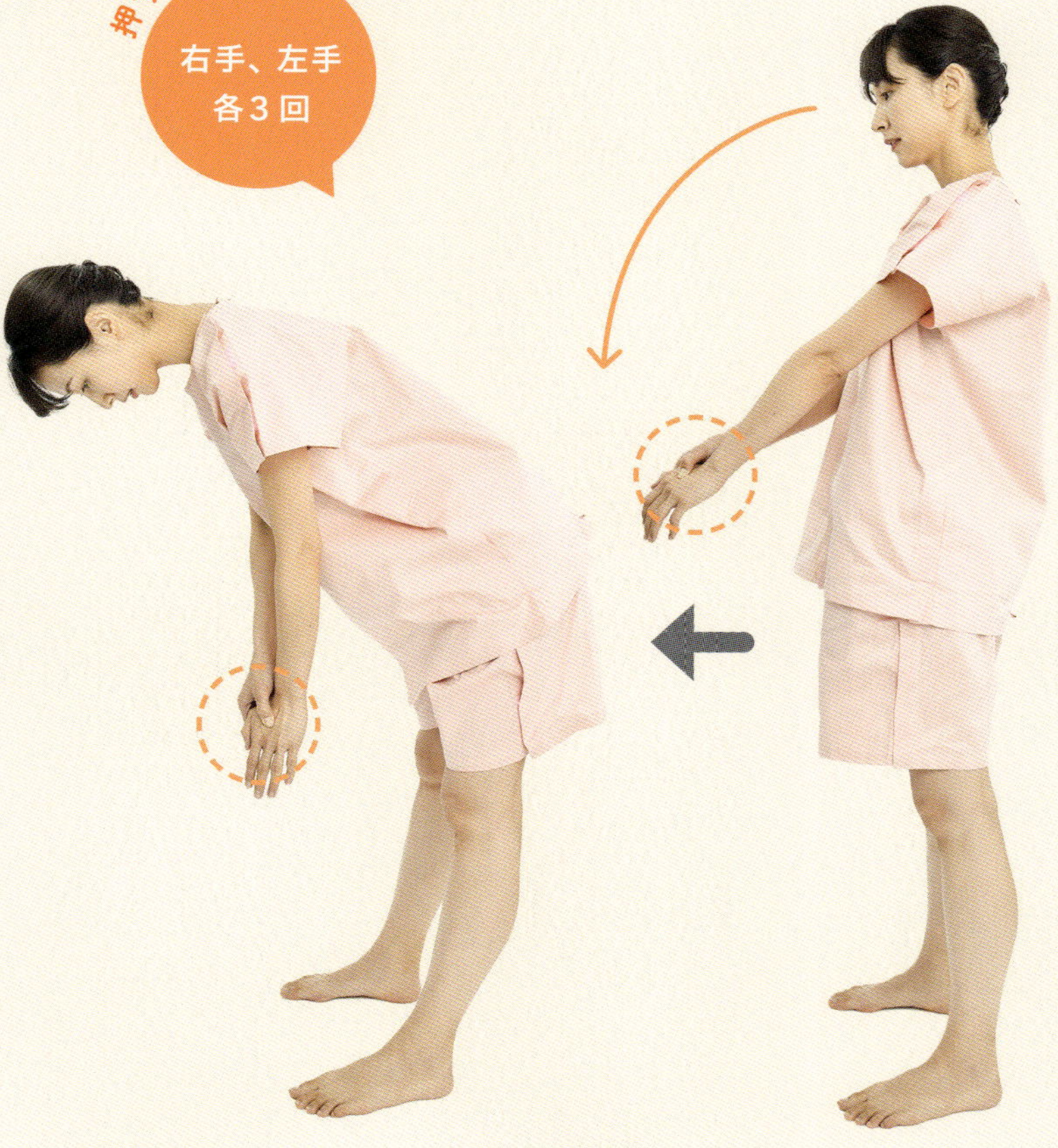

※ゆっくり、無理のない範囲で！

ツボ押ししながら 腰痛改善エクササイズ2

腰痛点を押して 腰を回旋

第1、第2のどちらかの腰痛点を押しながら、腰を左右に回旋する。無理に腰をひねらず、ゆっくりと回旋できる範囲でやるのがポイント。

押す時間と回数

右手、左手
各3往復

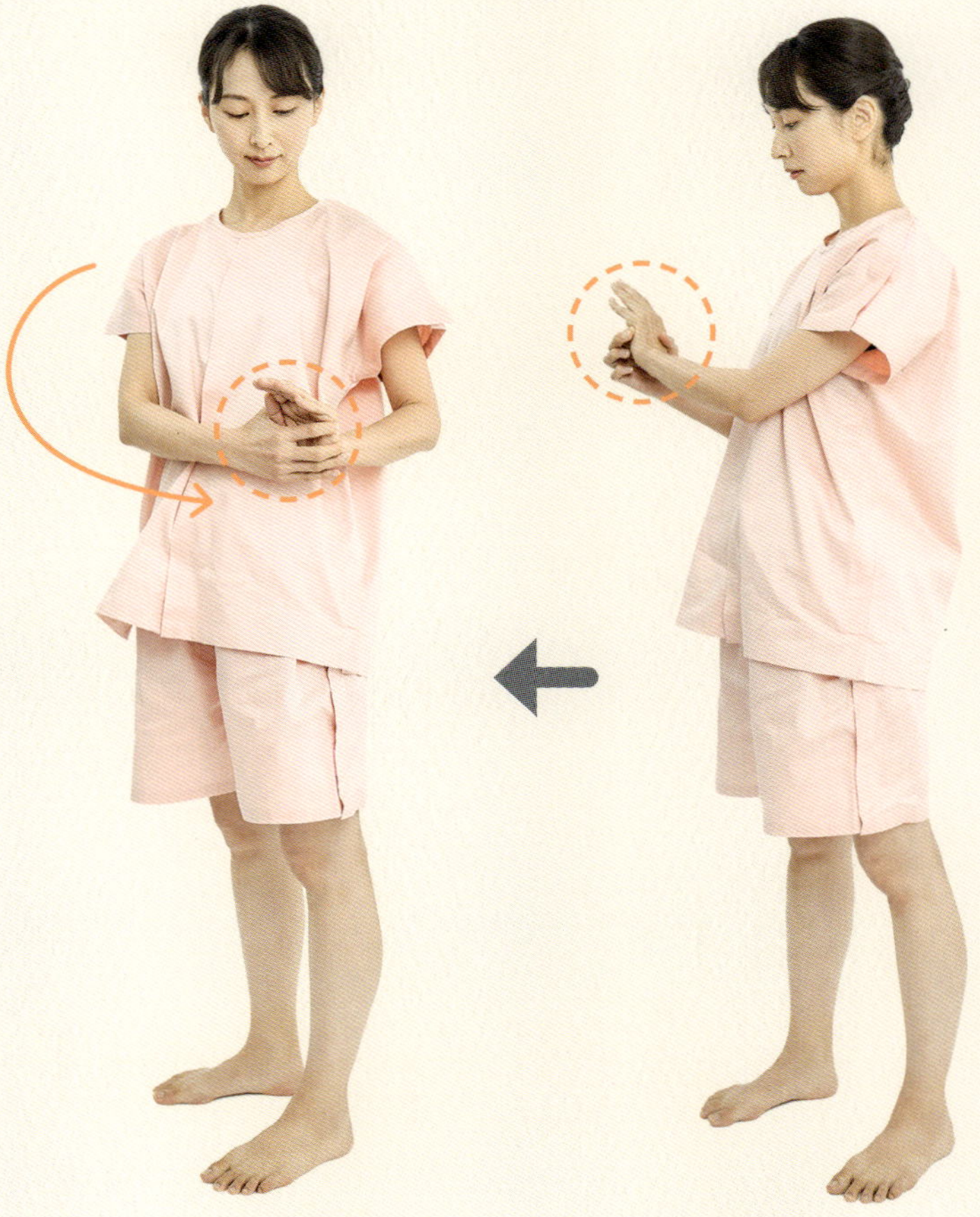

※ゆっくり、無理のない範囲で！

後渓《こうけい》

首や背中を柔らかくする効果があり、まさに肩こり、首こりに効くツボ。頭痛、眼精疲労、寝違え、腰痛改善効果もある。

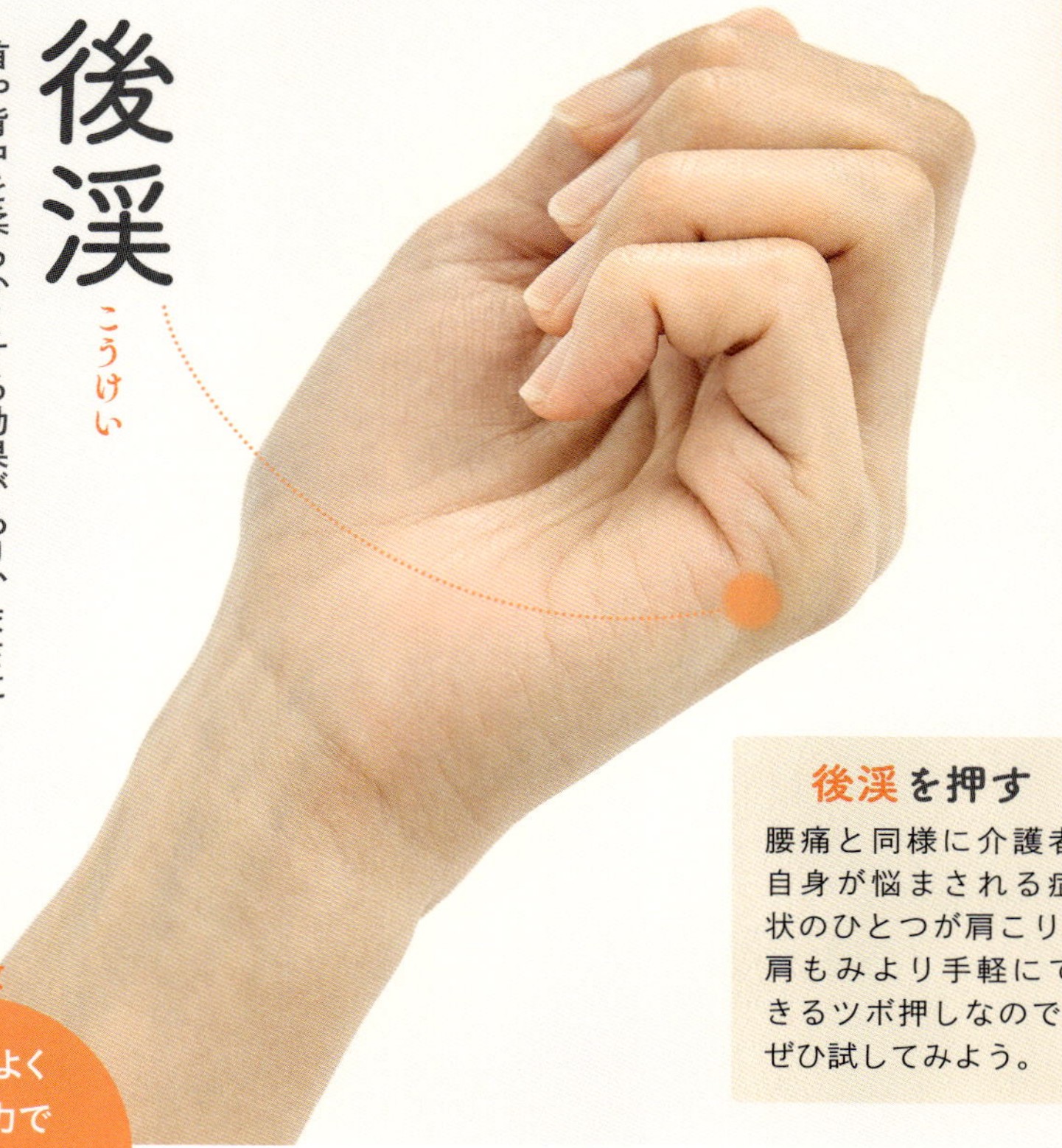

後渓を押す

腰痛と同様に介護者自身が悩まされる症状のひとつが肩こり。肩もみより手軽にできるツボ押しなので、ぜひ試してみよう。

押す時間と回数

気持ちよく感じる力で5秒押すを5回

※押す力が強すぎると逆効果！

ツボ押しのやり方

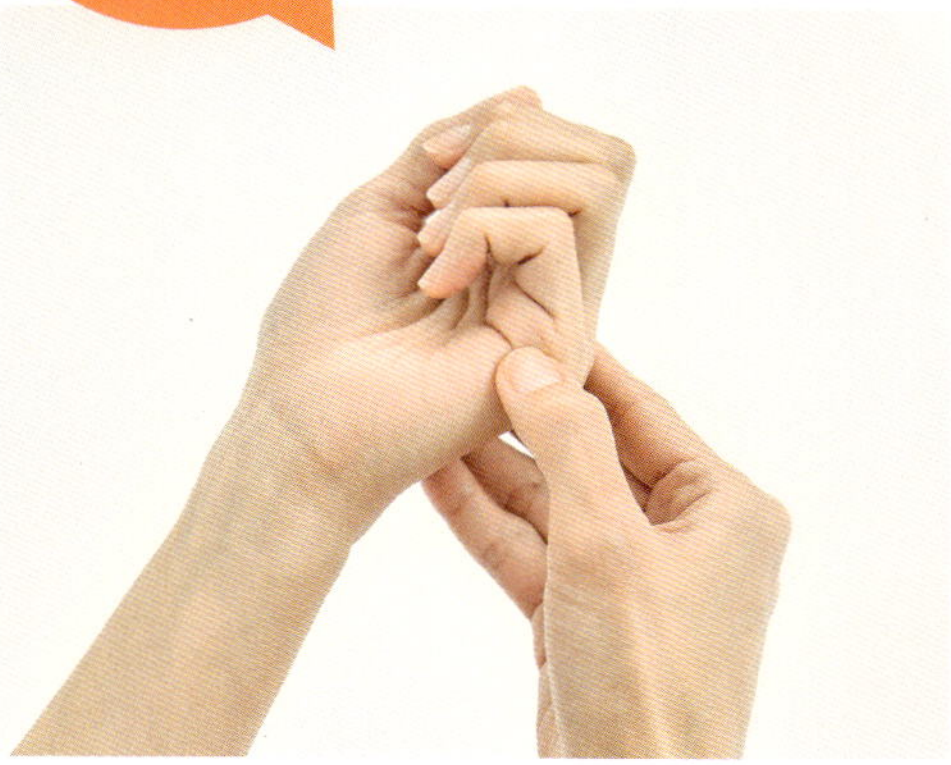

軽く握りこぶしをつくり、逆の手の親指の腹で後渓を軽く押す。慣れてきたら、人差し指で押すとよりピンポイントで押すことができる。

後渓の見つけ方

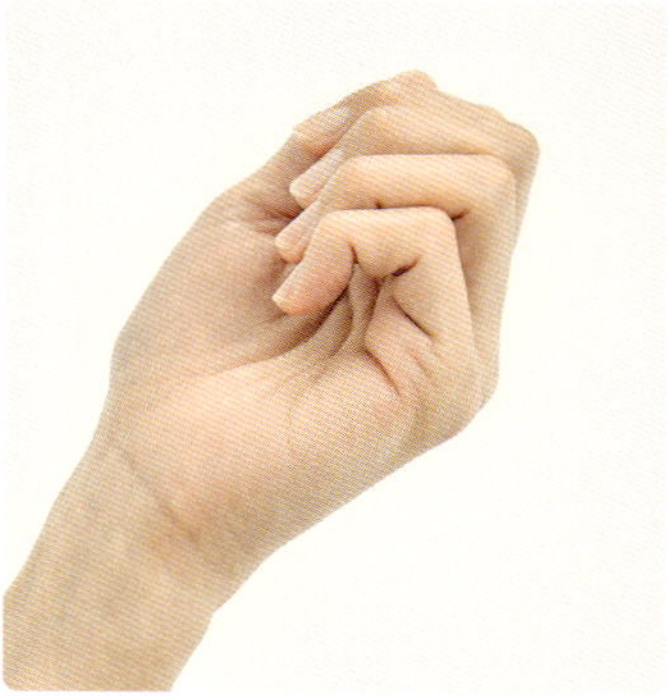

小指の付け根の側面にある小さな骨の出っ張りの下あたりにあり、軽く握りこぶしをつくったときに現れるシワ（感情線）の端にある。

ツボ押ししながら 肩こり改善エクササイズ1

中渚、落枕を押して 首のばし

片方の手の中渚、または落枕（P97参照）を押しながら、首を逆方向（左手のツボを押しているなら首を右側）に傾ける。次に傾けたまま首を前後に少し動かす。

押す時間と回数

気持ちよく思う範囲でやろう

※ゆっくり、無理のない範囲で！

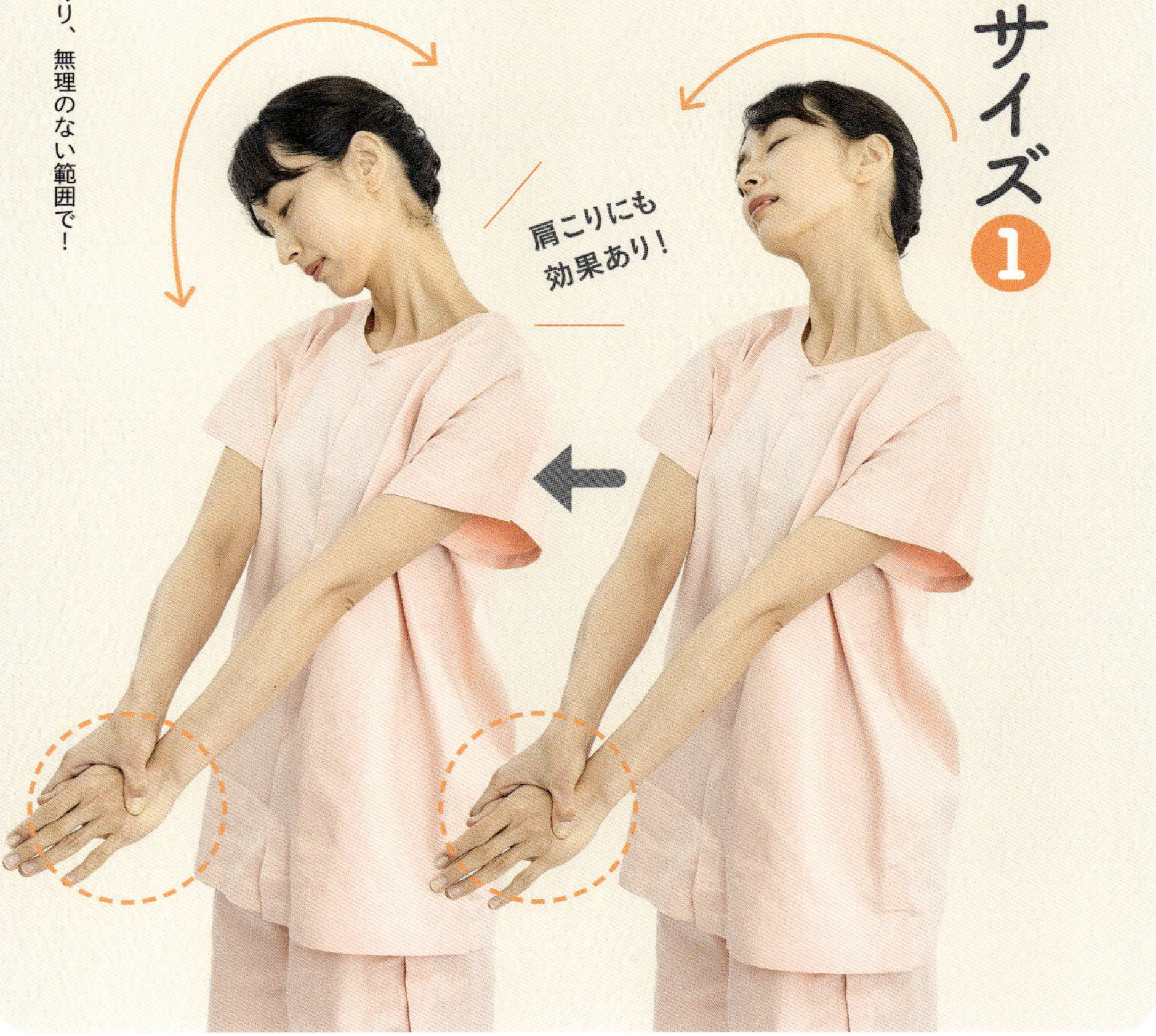

※ゆっくり、無理のない範囲で！

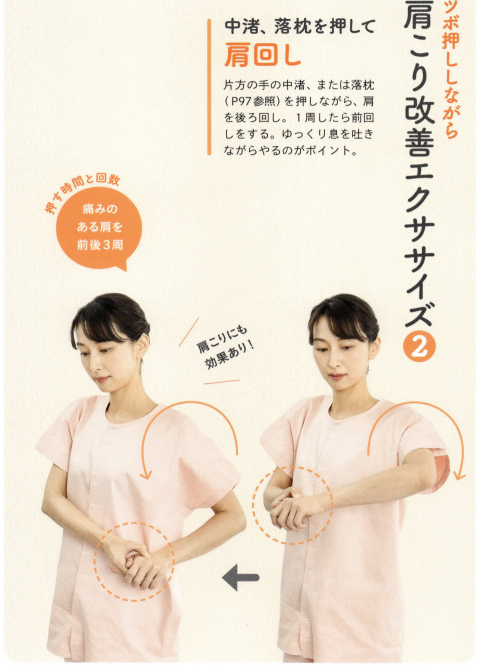

ツボ押ししながら 肩こり改善エクササイズ2

中渚、落枕を押して 肩回し

片方の手の中渚、または落枕（P97参照）を押しながら、肩を後ろ回し。１周したら前回しをする。ゆっくり息を吐きながらやるのがポイント。

押す時間と回数

痛みのある肩を前後３周

冷え性・生理痛の改善

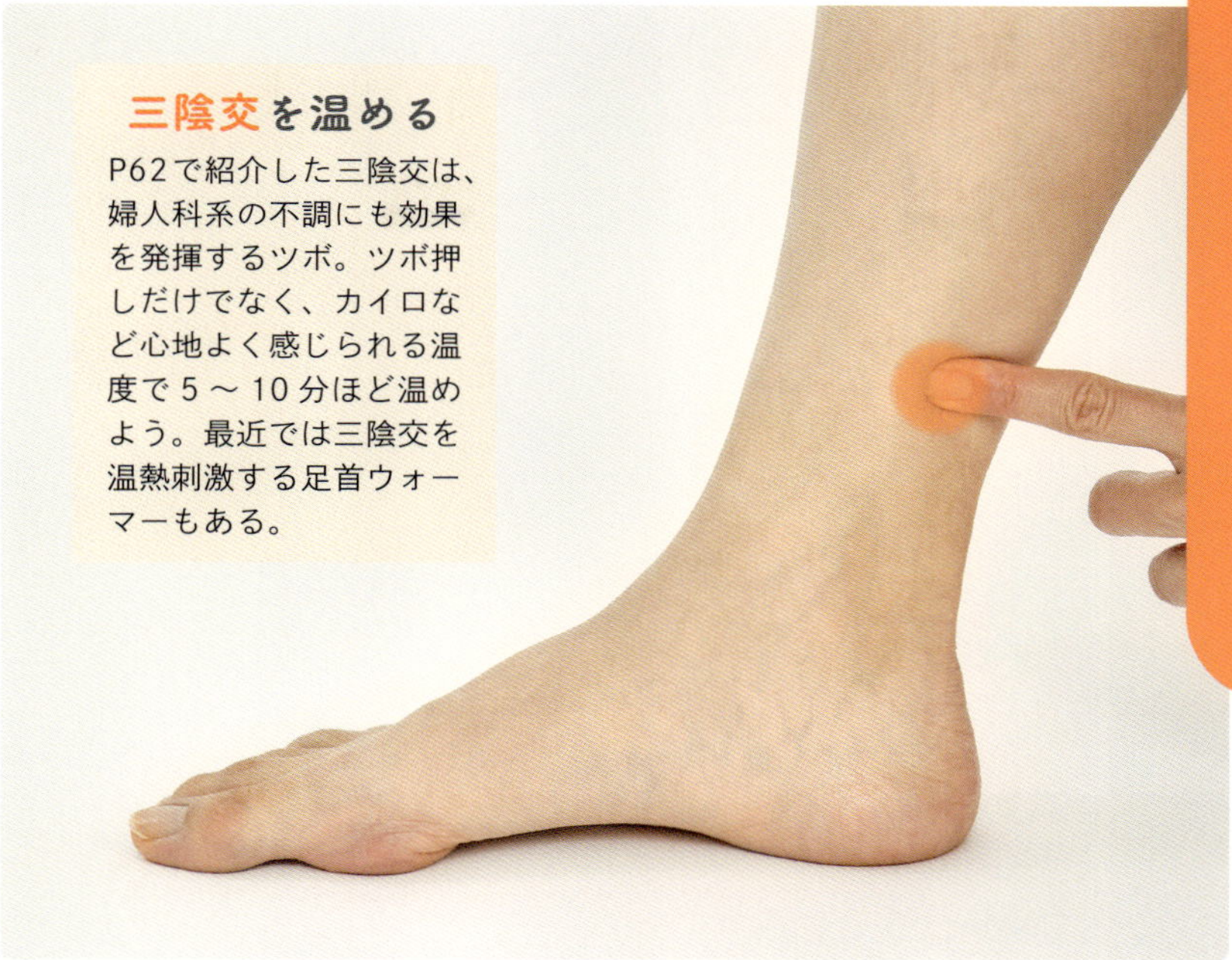

三陰交を温める

P62で紹介した三陰交は、婦人科系の不調にも効果を発揮するツボ。ツボ押しだけでなく、カイロなど心地よく感じられる温度で5～10分ほど温めよう。最近では三陰交を温熱刺激する足首ウォーマーもある。

更年期障害の改善

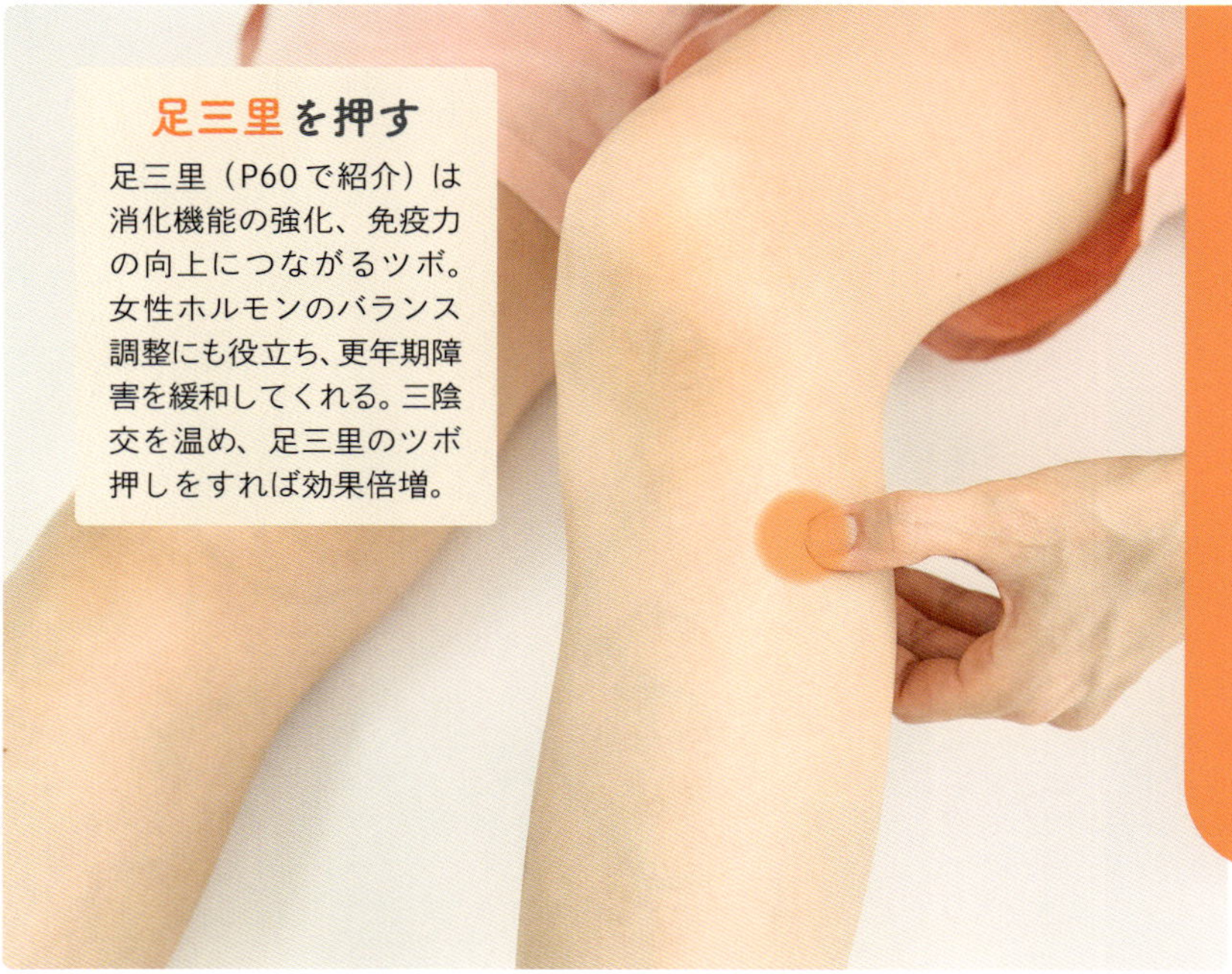

足三里を押す

足三里（P60で紹介）は消化機能の強化、免疫力の向上につながるツボ。女性ホルモンのバランス調整にも役立ち、更年期障害を緩和してくれる。三陰交を温め、足三里のツボ押しをすれば効果倍増。

自律神経を整える

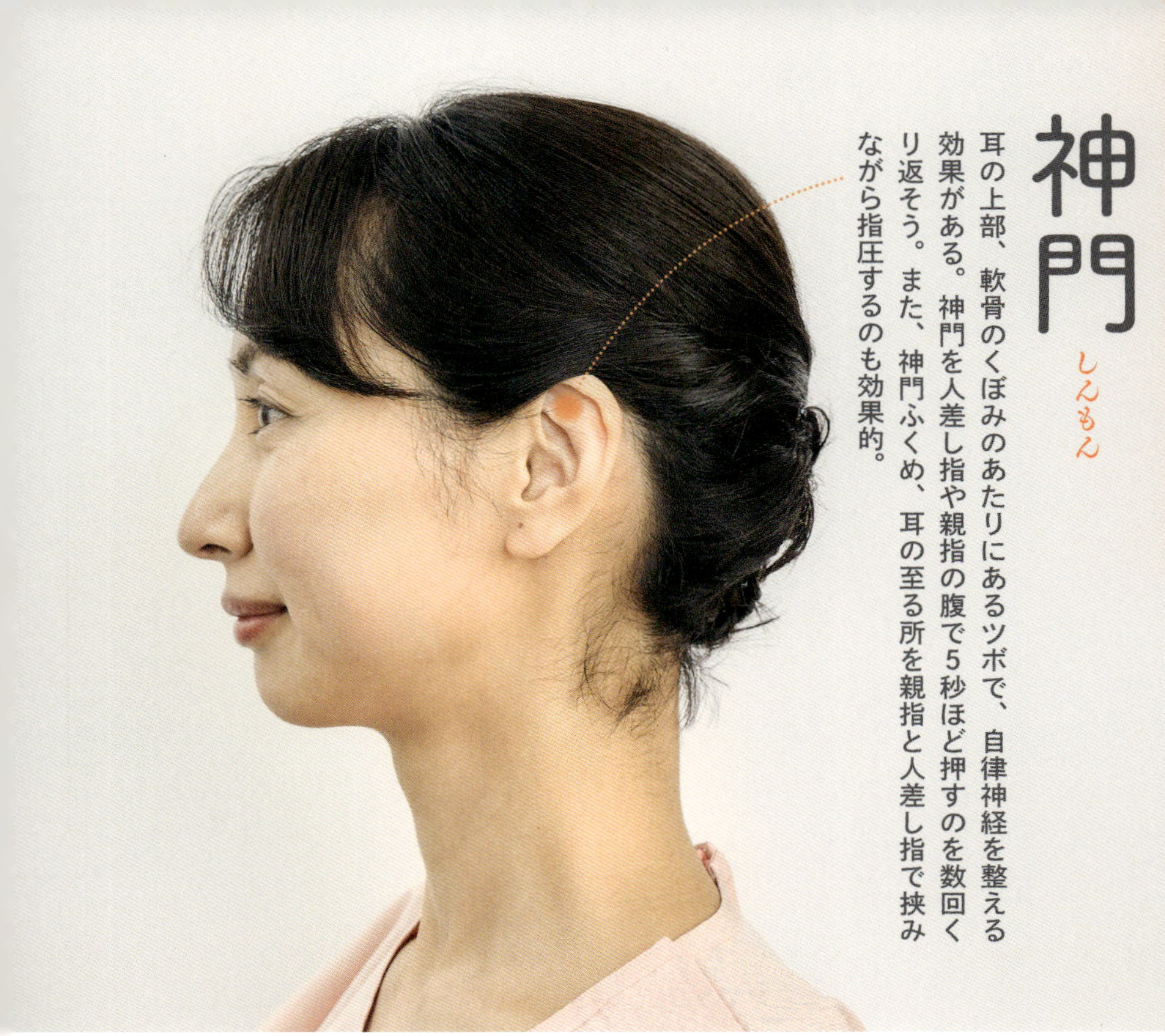

神門《しんもん》

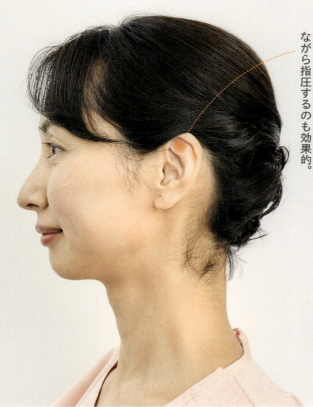

耳の上部、軟骨のくぼみのあたりにあるツボで、自律神経を整える効果がある。神門を人差し指や親指の腹で5秒ほど押すのを数回くり返そう。また、神門ふくめ、耳の至る所を親指と人差し指で挟みながら指圧するのも効果的。

耳つぼジュエリーを貼る

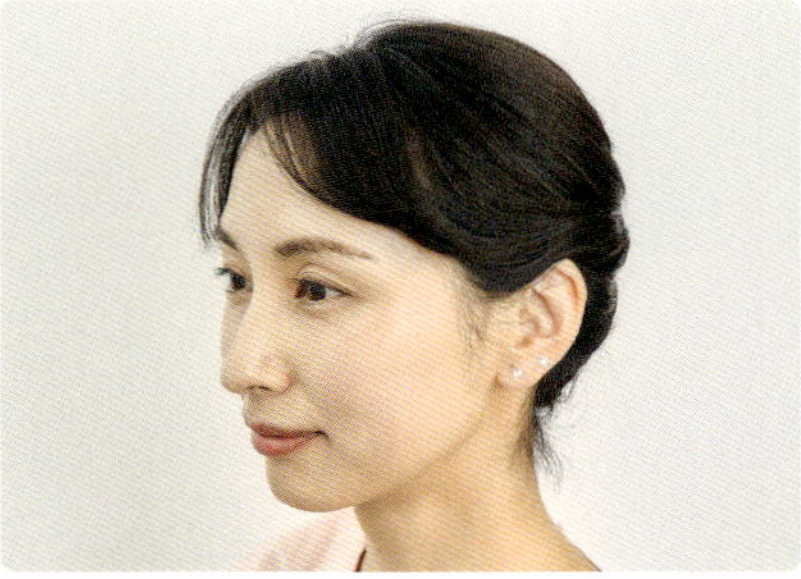

耳には体の各臓器につながるツボが密集しているので、日常的に耳のツボにアプローチすれば美と健康へとつながる。そこで、おすすめなのが耳つぼジュエリー（シール）。ツボに刺激を与えながら、自律神経、美容、ダイエット効果が期待できる。

神門と百会を押す

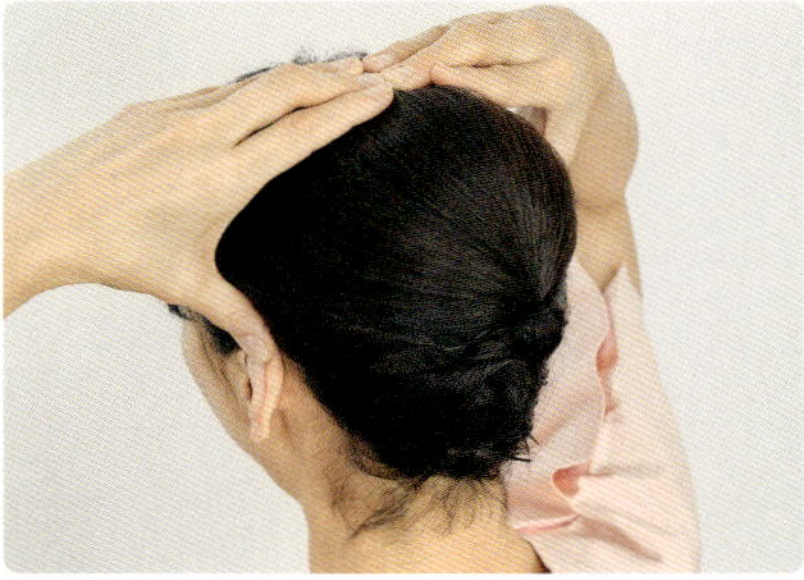

頭のてっぺんにある百会（P89参照）も自律神経を調整する効果が高いツボ。両方の中指の腹で百会を押し、親指の腹で神門を押すと自律神経により効果的に働きかけることができる。5秒ほど押しては離すを5回くり返そう。

おわりに

私はいま、認知症専門鍼灸師としての活動のかたわら、一般社団法人「日本女性財団」でフェムシップドクターという役割を担《にな》っています。

日本女性財団は女性の心身の健康と社会的な活躍を後押しする目的で設立された財団で、望まない妊娠や中絶、DV、貧困による栄養失調、月経困難症などで支援を必要としている女性たちを助けることに尽力しています。

フェムシップドクターはその窓口となって専門機関、継続的な支援につないでいく役割です。

財団の代表理事で医師の対馬ルリ子先生との対話の中で、認知症における女性ホルモンの重要性に気づかされました。

女性ホルモンのコントロールが認知症発症の鍵を握る可能性

高齢者が要介護となったおもな原因の筆頭が「認知症」、次いで多いのが「脳血管疾患」です。

要介護の手前の要支援となったおもな原因は「関節疾患」がいちばん多く、次に「高齢による衰弱」、そして「骨折・転倒」と続きます。

逆に考えると、要支援の段階で関節疾患と骨折転倒のリスクを減らすことが、要介護の原因1位「認知症」を減らす可能性があります。

60代、70代で関節疾患、骨折・転倒を減らしていけたら、フレイル（加齢で心身が衰えた状態）から、うつ症状、そして認知症の要介護への流れを抑えられるのではないでしょうか。


その関節疾患や骨折・転倒の予防策として散歩、体操、脳トレなどさまざまな取り組みが行われています。

しかし、関節痛や骨折・転倒というのはいつ起きるかわかりませんし、いくら体操や散歩を頑張っても、高齢者からは
「膝にヒアルロン酸を入れました」

「頑張ったけど逆に腰が痛い」

といった悩みをよく聞きます。

そこで多くの方は整形外科に行って湿布をいただいたりしますが、きちんと

治っていますか？

実は女性ホルモンのエストロゲンが減ると、関節痛やこわばりなどの症状が現れたり、骨粗しょう症のリスクが高まります。

なぜなら、女性ホルモンのエストロゲンには関節周りを潤滑にしたり、骨の形成を促し、骨からカルシウムが溶け出すのを抑制する働きがあるからです。

女性ホルモンの補充をしていけば、要支援へのきっかけとなる原因を減らすことができるのでは。その結果、要介護になるいちばんの要因、認知症を減らすことになるのでは、ということです。

対馬ルリ子先生は、女性ホルモン補充療法を閉経前の49歳から始めて60歳頃まで続けている女性の場合、骨密度はまったく減ることもなく一定の高水準の数値を維持していることを教えてくれました。

先進国の中でフランスの女性たちに認知症疾患が少ないという報告もあります。フランスではピルを実質無料で手に入れることができ、女性が自身の生理をコントロールできます。

生理痛に悩まされながら仕事をするといった生理によるストレスを減らすことが、認知症発症の予防につながっているのではと考察されています。

認知症のような症状が女性ホルモンの低下で現れることもわかっています。

そこで、すぐに認知症なのではないかと不安を持たず、女性の身体の変化を産婦人科の医師に相談することも必要だと私は思います。

認知症の研究は日進月歩

認知症に関する新しい知識や可能性のある治療法（西洋・東洋医学問わず）の情報は、日々更新されています。

私にとって鍼灸・三焦鍼法との出合いがそうであったように、患者も家族も新しい情報に触れながら、患者に効く治療法があると希望をもって毎日を過ごしてほしいです。

そういった情報の中でも、古くて新しい三焦鍼法という治療法を、この本で紹介しました。

東洋医学ということで不安に思う方の、その不安をこの本で少しでもぬぐえたとしたら、とてもうれしいです。

また、興味をもって、本書の10分ケアをはじめた方、効果を感じられたら、ぜひ続けてください。

患者本人にケアしてあげるだけでなく、ご自身もケアして認知症の予防と健康に役立ててください。

最後に、母の治療でお世話になった方たちに改めて御礼の言葉を記します。

浅川要先生は東京中医鍼灸センター院長で、母に初めて鍼治療をしてくださいました。兵頭明先生のご紹介も大変ありがたかったです。

兵頭明先生は、鍼灸師としての私の師匠であり、母の鍼治療にも携わっていただきました。そして本書を監修いただき、ありがとうございました。

川並汪一先生は、母の治療方針に悩む私に、西洋医学、東洋医学、両方の見地からご相談に乗っていただきました。また認知症専門鍼灸師としての活動、この本の制作においても大変お世話になりました。ありがとうございます。

母が入所した舞浜倶楽部にて鍼灸治療を週一回施術してくださった斉藤先生。

自宅介護から各施設に移った後も継続して施術してくださった山中先生。

両先生にも大きく助けられました。ありがとうございます。

その舞浜倶楽部と母をつないでくれたのは廉隅紀明さんでした。

廉隅さんは、高齢者ケアのキャリアが40年を超える方です。一般社団法人日本老人福祉財団にて老人ホームの施設長を経て、高齢者ケアのＮＰＯ法人の理事をいくつも務められ、舞浜倶楽部の立ち上げに尽力をされました。

廉隅さんとの出会いがなければ、母はもっと大変な生活を送っていたと思います。

この本を制作する話をお伝えした時は、大変喜んでくださり、少し自信がなかった私を励ましてくれました。

廉隅さん、ようやくできました！

私の名前、聖子には「耳」と「口」と「王」があります。

「人のことをよく聞いて、耳を傾けて、優しい言葉を使い、王様の子であれ」という思いを込めて付けられました。

いま振り返ると、私は母の認知症を治そうと無我夢中で情報を調べ、気になった方には会いに行って教えを請うことをくり返していました。名前のとおり、本当によく耳を傾けて、多くの方に助けていただいたのだなと思います。

改めてですが、ここでは書ききれないほど、まだまだ多くの医療関係者、友人、そして家族に支えていただきました。

心から感謝申し上げます。


さて、認知症の改善と予防への取り組む認知症専門鍼灸師は、私だけでなく全国に270名以上います。

私1人の力は限られていますが、みなさんと手を携えながら、医療、介護従事者と垣根を越えて交流し、患者とその家族本位の治療をめざして行きたいと思います。

今後も精進していきます。

2025年3月　佐川聖子

認知症
困りごとの
問い合わせ先

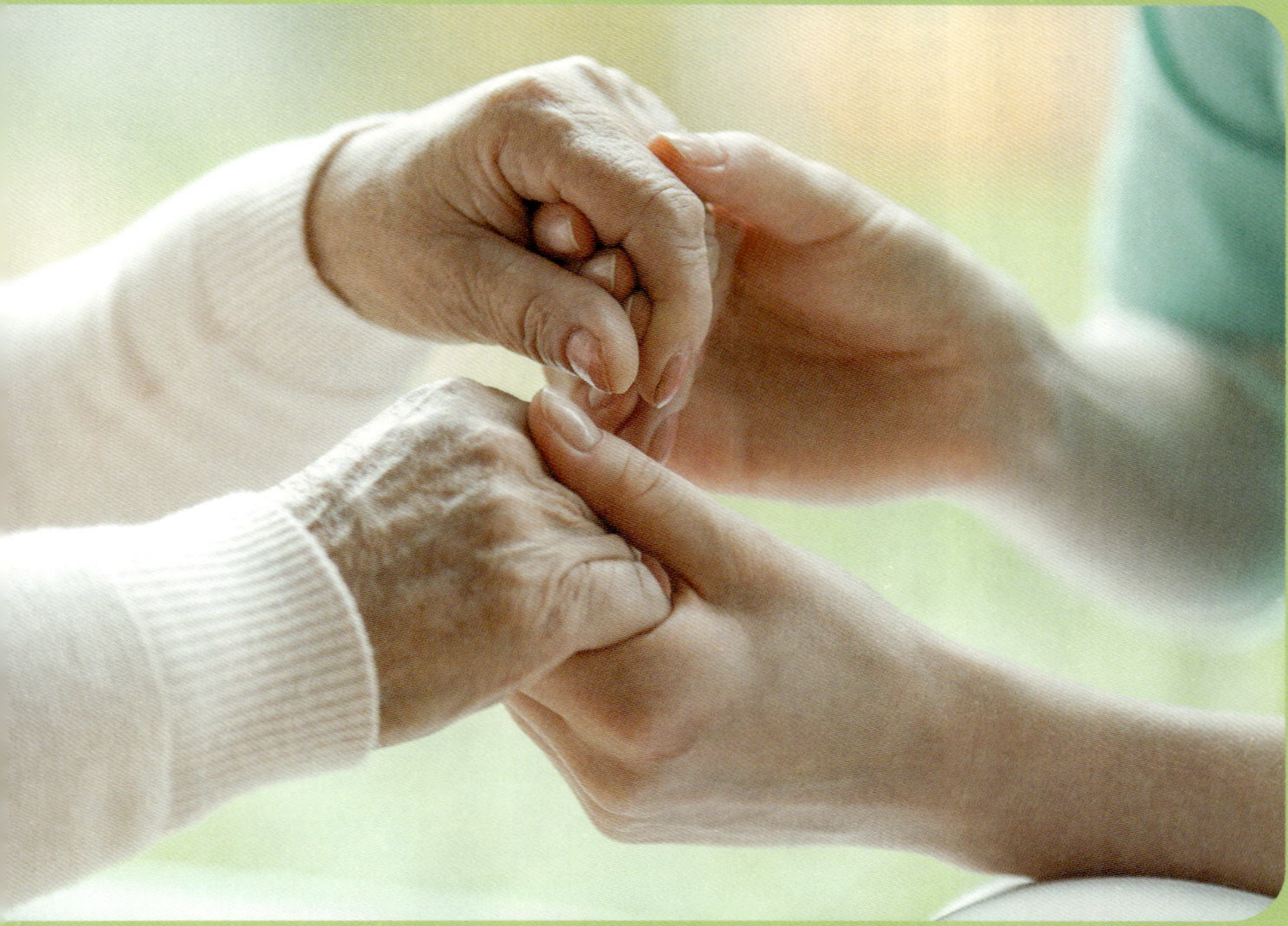

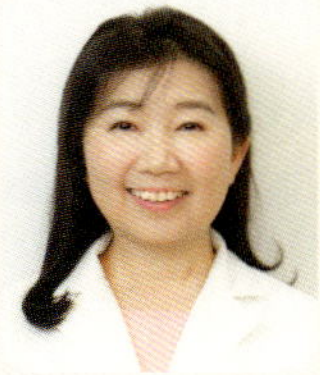

著者プロフィール

佐川聖子（さがわ・せいこ）

認知症専門鍼灸師。鍼灸サロン Seira 代表。

東京生まれ。総合商社ニチメン(株)から転職し、モンテッソーリ教育の「原宿子供の家」にて幼稚園教諭主任として幼児教育に従事。2011年に実母のレビー小体型認知症発症をきっかけに鍼灸の認知症改善効果を知り、日本医学柔整鍼灸専門学校に通い、国家資格はり師きゅう師を取得。同時に三焦鍼法を学び、認定資格を得る。鍼灸師資格取得後、カリスタ株式会社勤務。のちに開業。現在、千葉県浦安市の舞浜倶楽部（有料老人ホーム）で入居者に施術を行う。一般社団法人老人病研究会地域フロンティア代表、公益財団法人認知症の人と家族の会の東京都支部世話人、一般社団法人日本認知症予防学会会員、一般社団法人日本女性財団フェムシップドクター well-beingリーダー、よみうりカルチャーセンター、港区社会福祉協議会にてツボマッサージセミナーの講師としても活躍中。

● **鍼灸サロンSeira　https://seirahari.com**

監修者プロフィール

兵頭 明（ひょうどう・あきら）

学校法人衛生学園中医学教育臨床支援センター長、天津中医薬大学客員教授、神奈川歯科大学特任教授、一般社団法人老人病研究会常務理事、日本中医薬学会理事。中国の認知症治療法三焦鍼法を日本に広める第一人者。また中国伝統医学の真髄を広く日本に普及啓蒙している。文部科学省委託事業による認知症対応型モデル教材の開発等も行う。おもな著書に『中医学の仕組みがわかる基礎講義』（医道の日本社）、『徹底図解 東洋医学のしくみ』（新星出版社・監修）、『経絡・ツボの教科書』（新星出版社・監修）など著書・訳書は30数冊にのぼる。

モデル	山下奈々（セントラルジャパン）
撮影	高橋しのの、小西隆博（著者近影）
ヘアメイク	棗（amaretto）
表紙・本文デザイン	柿沼みさと
編集	田口 卓